血压控制
这样动

[日]若叶出版社 编
杨军 译 杨进刚 审校

人民邮电出版社
北京

图书在版编目（CIP）数据

血压控制这样动 / 日本若叶出版社编 ；杨军译.
北京 ：人民邮电出版社，2025. -- （健康·家庭·新生
活）. -- ISBN 978-7-115-65813-5

Ⅰ. R544.105

中国国家版本馆 CIP 数据核字第 20255SH004 号

版 权 声 明

免 责 声 明

本书内容旨在为大众提供有用的信息。所有材料（包括文本、图形和图像）仅供参考，不能用于对特定疾病或症状的医疗诊断、建议或治疗。所有读者在针对任何一般性或特定的健康问题开始某项锻炼之前，均应向专业的医疗保健机构或医生进行咨询。作者和出版商都已尽可能确保本书技术上的准确性以及合理性，且并不特别推崇任何治疗方法、方案、建议或本书中的其他信息，并特别声明，不会承担由于使用本出版物中的材料而遭受的任何损伤所直接或间接产生的与个人或团体相关的一切责任、损失或风险。

内 容 提 要

本书共 7 章。第 1 章指出很多血压问题可以在不依赖药物的情况下，通过调整生活方式和简单的运动来改善。第 2 章至第 5 章为血压升高人群提供了一系列清晰简单的运动方案，包括小腿拍打法、小腿有氧运动、拉伸运动等，血压升高人群坚持进行这些运动，可以改善血液循环，从而降低血压。第 6 章讲解了血压升高人群如何调整生活方式。第 7 章简要解释了血压升高人群的疑问。

本书适用于血压升高人群阅读参考，可以帮助他们通过运动改善血压情况，从而提升自身的健康水平。

◆ 编 [日] 若叶出版社
   译 杨 军
   责任编辑 刘日红
   责任印制 彭志环
◆ 人民邮电出版社出版发行　　北京市丰台区成寿寺路 11 号
   邮编 100164　 电子邮件 315@ptpress.com.cn
   网址 https://www.ptpress.com.cn
   北京瑞禾彩色印刷有限公司印刷
◆ 开本：880×1230 1/32
   印张：4.25　　　　　　　　2025 年 8 月第 1 版
   字数：173 千字　　　　　　2025 年 8 月北京第 1 次印刷
   著作权合同登记号　图字：01-2024-3930 号

定价：39.80 元
读者服务热线：（010）81055296　印装质量热线：（010）81055316
反盗版热线：（010）81055315

在健康检查中，除了测量身高、体重、视力、听力外，通常都会测量血压。您知晓血压是什么吗？**"血压乃是血液在血管内流动时对血管壁形成的侧压力"**，其数值会随着从心脏输送至血管的血液量以及血管产生的阻力而发生变化。

鉴于此乃身体内部所发生之事，或许阐述得不够明晰，然而倘若以水流顺畅的软管类比，或许能更容易让人留下深刻的印象。当水流的冲力强劲时，软管会承受压力，振动会传递至握持软管之人的手上，而血管也会呈现出如同软管受压时的状态。

血压具有最高血压（即收缩压，俗称"高压"）和最低血压（即舒张压，俗称"低压"）这两种数值。**当心脏泵血时，它会收缩，对血管施加极大的压力，这时测得的血压值即为最高血压，亦被称作"收缩压"**。而当心脏准备泵血时，它会扩张，此时施加于血管上的压力降至最低，这个压力值被称为"舒张压"。

在日本高血压学会的指导方针中，**于诊室内进行测定时，若最高血压达到 140mmHg（1mmHg ≈ 0.133kPa，下同）以上，或最低血压在 90mmHg 以上，则会被诊断为高血压***。同样，这也适用于仅有最高或最低血压中任一方超过基准的情况。例如，即使最高血压为 135mmHg，但如果最低血压为 95mmHg，也会被诊断为高血压。

---

*根据《中国高血压防治指南（2024年修订版）》，高血压的定义为：在未使用降压药的情况下，诊室血压≥140/90mmHg；或家庭血压≥135/85mmHg；或24小时动态血压≥130/80mmHg，白天血压≥135/85mmHg，夜间血压≥120/70mmHg。

在本书中亦有介绍，即血压受身体状况和精神状况的影响颇大，因此在一日之中，其数值亦会频繁发生变化。例如，只要强忍尿意，或用冷水洗手，血压便会上升。而且，即使血压高于标准的数值，只要通过深呼吸使心情平复后再重新测量，血压恢复至正常数值的情况亦不罕见。

但是，若无论测量多少次，血压均超过标准，那么就应当被诊断为"高血压"，并成为治疗的对象。

人类的身体通过血液向全身输送氧气和营养。正因为血压是血液循环的通道、血管健康状态的晴雨表，所以被纳入了健康检查的项目之中，其异常情况不容忽视。

那么，若对高血压放任不管，将会如何呢？

为了能够应对血压的变化，健康的血管具有如同软管般的柔韧性。然而，若高血压的状态持续，血管为承受较大压力就会变得坚硬，从而进入所谓的"动脉硬化"状态。

变硬的血管会变得脆弱，过度兴奋会导致血压急剧上升。有时血管会因无法承受冲击而破裂，或发生痉挛致使血管堵塞。这便是引发脑血管和心血管疾病的原因，也是具有死亡危险的脑卒中和心肌梗死的发生缘由。

高血压可能在患者不经意间侵蚀其健康的身体，使其面临突然被夺去生命的危险。因此，在欧美，高血压被称为"沉默的杀手"。

此外，诸如会引起失明的高血压性视网膜病变，乃至需要进行透析的肾硬化症，以及认知障碍、主动脉瘤等严重疾病，也可能由高血压引发。

一般而言，高血压可分为由多个因素叠加引起的"原发性高血压"和由特定疾病导致的"继发性高血压"两种。

日本人的高血压约 90% 属于原发性，这不仅包含了遗传性的主要原因——体质，还与盐、糖、脂肪的摄取过多，过度肥胖以及饮酒过度和吸烟等因素有关。特别是日本人，由于较多人具有盐分易使血压上升的"食盐敏感性"体质，因此应当考虑采用减盐的饮食、促进体内多余盐分排出的运动等方式，以及通过重新塑造健康的生活方式，将血压保持在正常范围内。尤其是运动，它对于维持随着年龄增长而逐渐衰弱的肌肉至关重要。

然而，虽然血压升高，但并非即刻就会对日常生活产生影响，且那些对自身健康和体力充满自信的年轻人，往往更倾向于懈怠改善血压状况。

近来，由于摄入高热量食物，减少走路机会导致的运动不足，年轻一代的高血压患者数量也在增加。据推测，在日本，若将未就诊的情况包括在内，患者超过 4300 万人，即 25 岁以上的人中，每 3 人就有 1 人是高血压患者。

此外，高血压患者在老年人中人数众多也是事实。如同皮肤和骨骼一样，血管也会老化。<mark>随着年龄的增长，血管会逐渐失去弹性，毛细血管的数量减少，为使血液循环到全身，残留血管的负担便会加重，从而容易患上高血压</mark>。为证明这一点，在日本厚生劳动省的《国民生活基础调查》中，关于住院原因的伤病统计里，男、女高血压均位列第一。尤其可怕的是，患脑卒中和心肌梗死后，即使幸运地保住了性命，也有可能留下需要护理的后遗症。日本是世界上屈指可数的长寿大国，为了不降低晚年的生活质量，尽早养成<mark>控制血压的习惯至关重要</mark>。

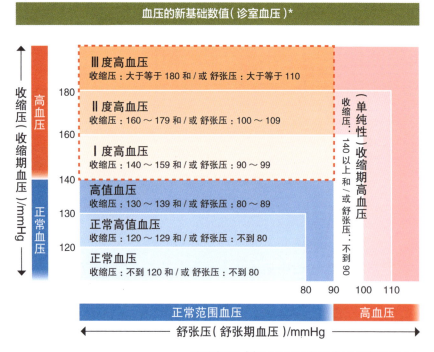

血压的新基础数值（诊室血压）*

收缩压（收缩期血压）/mmHg

高血压

Ⅲ度高血压
收缩压：大于等于 180 和 / 或 舒张压：大于等于 110

Ⅱ度高血压
收缩压：160～179 和 / 或 舒张压：100～109

Ⅰ度高血压
收缩压：140～159 和 / 或 舒张压：90～99

正常血压

高值血压
收缩压：130～139 和 / 或 舒张压：80～89

正常高值血压
收缩压：120～129 和 / 或 舒张压：不到 80

正常血压
收缩压：不到 120 和 / 或 舒张压：不到 80

（单纯性）收缩期高血压
收缩压：140 以上 和 / 或 舒张压：不到 90

180
160
140
130
120

80 90 100 110

正常范围血压　　　高血压

舒张压（舒张期血压）/mmHg

*数值来源于《高血压治疗指南2019》（日本高血压学会）。

因此，本书邀请了活跃在高血压治疗领域最前沿的 6 名医生（包括 30 年来每天持续测量血压而被称为"血压先生"的我在内）介绍了改善高血压的自我护理方法，尤其是运动方法。

此外，"高血压"根据数值不同将严重程度分为 3 个阶段。以上所示的基准值基于 2019 年日本高血压学会修订的高血压治疗指南，是根据医疗机构测定时的（诊室）血压。

在血管失去柔韧性的老年人中，仅最高血压升高的"收缩期高血压"情况较为多见。

另外，在医疗机构中，因紧张而导致血压升高的人有很多（俗称"白大衣高血压"），因此，在能够放松的家中测量时，应以诊室血压数值减去 5mmHg 的数值作为基准。

由于医学的进步，升高的血压固然可以通过服用降压药来降低，但一旦停止服药，血压便会立即回升。然而，如果能尝试本书介绍的各种自我护理方法，找到适合自己体质和性格的技能并坚持下去，不依赖药物降低血压、继续保持理想的血压数值并非遥不可及的梦想。

为了自己的健康，勇于挑战吧！

东京女子医科大学东医疗中心原教授、日本齿科大学医院内科临床教授　渡边尚彦

目录

90%的高血压不依赖药物就能改善。关键在于通过"对小腿肚子的1分钟刺激"促进血液循环

第**1**章

东京女子医科大学东医疗中心原教授、日本齿科大学医院内科临床教授 **渡边尚彦**

13

14　如果放任高血压，血管的老化会加速，脑卒中和心脏病的发病风险竟然是血压正常人群的5倍

18　日本约90%的高血压患者，只要纠正不良的生活方式，就能降低血压

22　如果刺激小腿肚子，血流就会变好，血管负担也会减轻，高血压亦会明显改善

26　**刺激血流1分钟** 双小腿肚子砰砰拍打法

30　**案例报告** 通过进行10天的"双小腿肚子砰砰拍打法"练习，收缩压和舒张压平均下降了5～10 mmHg

32　科学证明，有助于促进血液循环的食材——食醋和柠檬汁，具有降压的效果

36　**【专栏】** 问题：日本综合体检学会的判定可靠吗？

37　**【专栏】** 问题：血压高容易引起头痛吗？

38　**【专栏】** 还有很多可以科学降血压的食物

第2章 纠正高血压体质的血液循环体操，采用"抬起脚后跟2秒"方法也能有效进行有氧运动

埼玉医科大学国际医疗中心教授 牧田茂 39

40 慢慢地抬高脚后跟2秒就能锻炼小腿，使血流变好

46 **促进血液循环的1分钟体操** 抬起脚后跟2秒

50 **促进血液循环的1分钟体操** 半蹲

54 **【专栏】** 改善高血压的重点部位：小腿

第3章 使逐年变硬的血管变柔软，"让血管年轻化的1分钟体操"对预防可怕的脑卒中和动脉硬化非常有效

自治医科大学名誉教授 岛田和幸 55

56 随着年龄的增长而硬化的血管在练习"让血管年轻化的1分钟体操"后会变得强而柔软，收缩压和舒张压都会下降

62 **让血管年轻化的1分钟体操** 摆臂抬腿运动

64 **让血管年轻化的1分钟体操** 简单的椅子下蹲

66 **让血管年轻化的1分钟体操** 抬腿运动1分钟

70 **让血管年轻化的1分钟体操** 仰泳

72 **案例报告** 做4种"让血管年轻化的1分钟体操"，使血压降至正常值，体重减少3kg，血糖值也由8.6mmol/L降至5.8mmol/L

74 【专栏】问题：避免血压急剧上升的诀窍是什么？

76 【专栏】问题：什么是有氧运动和无氧运动？

第4章 根据最新证据发现！高血压的"救世主"——增加"NO"，"让血管扩张的1分钟体操"

东京女子医科大学教授
市原淳弘

77

78 高血压的"救世主"？增加促进血液循环的血管扩张气体"NO"

80 伴随着血管老化，在40岁左右时NO的含量会减半！"让血管扩张的1分钟体操"可以增加NO的含量，使血压下降

82 产生NO量最多的地方竟然是膝关节。如果进行膝关节的拉伸运动，全身的血管就会扩张，收缩压和舒张压都会正常化

84 让血管扩张的1分钟体操 1分钟膝关节拉伸

86 如果按摩肩膀、脖子的酸痛处，NO就会增加！血压调节中枢通过正常工作而抑制血压上升

88 让血管扩张的1分钟体操 1分钟肩颈拉伸

90 通过压迫和释放血管的刺激来增加NO的产生，扩张血管的跪坐，是重新锻炼衰弱血管的非常有效的降压运动

92 让血管扩张的1分钟体操 1分钟跪坐

94 从体内排出盐分！"排盐训练"预防高血压

96 脑卒中风险降低21%！排盐能力最强的血管扩张矿物质是"钾"

98 排盐训练中常备的食材——菠菜、茄子、香蕉的效果怎么样

100 喝牛奶的人与不喝牛奶的人收缩压相差10mmHg。一天喝一杯牛奶可以扩张血管

让退化的毛细血管复苏，改善高血压的重要原因"外周血管阻力"，"Dr.根来式4-4-8呼吸法"

哈佛大学医学院客座教授
根来秀行

103

104 增加毛细血管，降低高血压的"Dr.根来式4-4-8呼吸法"

108 改善外周血管阻力的1分钟体操 4-4-8呼吸法

110 案例报告 由于巨大的精神压力和失眠，造成降压药也无法抑制的高血压，在实施"4-4-8呼吸法"后血压稳定了，降压药的种类和用量都减少了

112 【专栏】 大幅度移动膈肌，可提高"4-4-8呼吸法"的效果

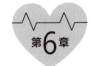

名医教导的"自主降压生活"，降低血压的24小时生活方式

自治医科大学教授
苅尾七臣

113

114 通过调节生活节奏，使自主神经正常工作，固定控制血压的变动模式

116 生活节奏中应该重新审视的第一个要点就是睡眠。摆脱高血压体质的秘诀就在于有规律地起床与睡眠

118 如果白天活动身体，晚上获得高质量的7小时睡眠，就可以降低高血压的发病风险

120 在40℃的热水中放松身心！用正确的入浴习惯降低血压吧

122 坚持适度饮酒，设置肝休息日。避免血压升高，愉快地喝酒吧

124 【专栏】问题：什么是睡眠呼吸暂停综合征？

第7章 **降压药什么时候吃？什么时候停？心血管内科的名医来回答！关于降压药的10点疑问** 自治医科大学教授 **苅尾七臣** 125

126 问题1：什么时候需要服用降压药？

127 问题2：降压药有哪些种类？

128 问题3：我担心降压药的副作用，如果可能的话，我不想吃药。怎么办才好呢？

问题4：使用降压药治疗有哪些注意事项？

129 问题5：只在血压高的时候吃药，血压低的时候可以不吃药吗？

问题6：忘记吃药的时候该怎么办？

130 问题7：服药后血压降到什么程度才放心？

问题8：开始吃降压药后，一生都停不掉吗？

131 问题9：使用仿制药没有问题吗？

问题10：吃降压药能治好高血压吗？

132 指导专家

第**1**章

90%的高血压不依赖药物就能改善。关键在于通过"对小腿肚子的1分钟刺激"促进血液循环

指导专家

东京女子医科大学
东医疗中心原教授、日本齿科
大学医院内科临床教授
渡边尚彦

资料来源：『血圧の常識のウソ・ホント　自分で血圧を下げる！　究極の降圧ワザ50』渡辺尚彦（洋泉社）、『血圧を下げる最強の方法　30年間×24時間　自分の血圧を測り続けている専門医だからわかった正しい降圧法』渡辺尚彦（アスコム）。

如果放任高血压，血管的老化会加速，脑卒中和心脏病的发病风险竟然是血压正常人群的5倍

人类通过心脏的反复舒张和收缩向血管输送血液，借此向全身注入氧气和营养以维持生命。血压指的是血液在血管内流动时对血管壁形成的侧压力，测量血压会得出"收缩压（高压）"和"舒张压（低压）"这两个数值。因为当心脏泵血时，它会收缩，这时血压最高（收缩压），而当心脏准备泵血时，它处于舒张状态，这时血压最低（舒张压）。

由于剧烈运动或强烈兴奋时血压会急剧上升，因此健康的血管为了应对这种瞬息万变的情况而具有一定的柔韧性。然而，如果高血压的状态持续较长时间，持续承受较大压力的血管就会陷入动脉硬化的状态。

血管的构造

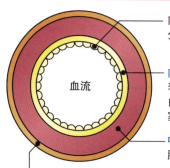

内皮细胞 作为从血液中摄取必要成分的过滤器，覆盖在内膜的表面

内膜 是与血液接触的部分，脂肪沉着其上后容易变得肥厚。另外，由于内膜出血而形成血栓，会堵塞血管

血流

中膜 是血管柔软的部分。动脉的中膜比静脉的中膜厚

外膜 与更细的血管相连，负责吸收维持血管营养的部分

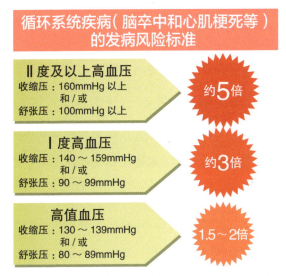

动脉硬化是指血液中的脂肪沉积在覆盖血管内壁的内皮细胞上，致使血管管腔变窄，血液流动变差。倘若由于高血压使内皮细胞受损，不仅容易形成血栓（血块），血液中的脂肪也容易堆积，从而使动脉硬化的状况进一步恶化，增加了发生脑卒中和心肌梗死的风险。

出现这样的风险后，血压便会更高。如上图所示，与正常血压的人相比，Ⅱ度及以上高血压人群发生脑卒中和心肌梗死的概率约为血压正常人群的5倍，Ⅰ度高血压人群发生上述疾病的风险约为血压正常人群的3倍，即使是处于正常数值区域内但血压偏高的人群，其发生脑卒中和心肌梗死的概率为血压正常人群的1.5～2倍。

尤其对于老年人而言，随着年龄的增长，毛细血管减少，残留血管的负担加重，血管本身也逐渐变硬，因此极易患上高血压。而且由于肌力衰弱、代谢能力下降，脂肪容易堆积且不易清除，所以有必要对高血压保持高度警惕。

为了预防血压升高，有必要每日测量血压，并了解自身平时的血压水平。为了能在家中测量血压，最好配备一台血压计。此外，由于血压在一天中会发生变化，所以==至少要测量起床时和就寝前这两次血压，并且连续记录早上和晚上这两次血压的平均值是非常重要的==。

为了促进睡眠，副交感神经（在放松时占优势的神经）在夜晚会发挥作用，使血压下降，以助入眠；而为了起床，交感神经（在紧张时占优势的神经）通常在早上使血压开始上升。因此，如果仅在晚上测量血压，就很容易错过起床前后血压显著上升的"清晨高血压"时段。相反，如果只在早上测量血压，尤其是在清晨服用了降压药的情况下，就会不清楚降压药在晚上是否仍然有效。因此，早上和晚上都测量血压是很有必要的。

清晨时，为了更容易发现高血压，最好在起床后一小时内，在排尿、吃饭和服药之前测量血压。晚上要在吃饭、服药、洗澡和排尿后，就寝前测量血压。但请注意避开血压变动剧烈的入浴后时间段，并且每天尽量保持在同一时间段测量血压。

高血压对健康有着巨大危害，==如果血压下降得过多过快，则极有可能导致头晕和眩晕，从而引发跌倒==。而且老年人的骨骼变得脆弱，一旦发生跌倒就有可能导致骨折。因此，一般认为，收缩压

2019 年高血压治疗指南中推荐的降压目标		
	诊室血压	家庭血压
未满 75 岁的成年人	小于 130/80mmHg	小于 125/75mmHg
75 岁以上的高龄者	小于 140/90mmHg	小于 135/85mmHg
糖尿病患者	小于 130/80mmHg	小于 125/75mmHg
慢性肾脏病（CKD）患者（蛋白尿阳性）	小于 130/80 mmHg	小于 125/75 mmHg
慢性肾脏病（CKD）患者（蛋白尿阴性）	小于 140/90mmHg	小于 135/85mmHg
脑血管疾病患者 （有双侧颈动脉狭窄或脑主干动脉闭塞，或未得到评估）	小于 140/90mmHg	小于 135/85mmHg
脑血管疾病患者 （无双侧颈动脉狭窄或脑主干动脉闭塞）	小于 130/80mmHg	小于 125/75mmHg
冠心病患者	小于 130/80mmHg	小于 125/75mmHg
服用抗血栓药的患者	小于 130/80mmHg	小于 125/75mmHg

（高压）小于 120mmHg、舒张压（低压）小于 80mmHg（诊室血压）仍属于正常范围。如上表所示，应根据具体年龄和有无并发症等情况，设定不同的降压目标。

　　若能控制好盐的摄入量，辅以适当的运动等生活方式的改善，也能有效控制血压升高。另外，随着年龄的增长，使用其他慢性病药物的数量也会增加，因此应尽量避免依赖药物来降低血压。

17

日本约90%的高血压患者，只要纠正不良的生活方式，就能降低血压

日本人的高血压分为由特定疾病引起的"继发性高血压"和由多个因素叠加引起的"原发性高血压"两种，**日本约 90% 的高血压患者为原发性高血压**。

对于继发性高血压，及早治疗原发病是改善高血压的关键。然而，对于原发性高血压患者，服用降压药进行改善自不必说，控制盐分摄入、进行适度运动、重新审视并避免积聚心理和精神压力、改善不良生活方式，也有望改善高血压状态。约 40% 的原发性高血压患者属于摄入过多盐分后血压容易上升的"食盐敏感性"体质人群，这类人通过减盐可使血压下降。不过，相反地，约 60% 的人群即使减盐，血压也不会下降，他们血压上升有其他因素，这种类型属于"食盐非敏感性"。

因为盐是生命活动中不可或缺的成分，摄入超过必要量的盐分后，会通过肾脏处理并将其从尿液中排出；相反，当盐分摄入不足时，肾脏会对盐进行"重吸收"，以保持血液中盐浓度的平衡和稳定。

但是，如果肾脏功能下降，这个循环就会受到阻碍，多余的盐分无法从尿液中排出，而且肾脏的交感神经还会促进盐的重吸收，从而导致血液中盐的浓度上升。为了稀释血液中的盐的浓度，机体会调节水分流入血管，使血液容积增加，血管受到压迫，进而导致血压上升。

日本人在饮食中经常食用盐分过多的大酱（汤）和酱油，从世界范围来看，日本人的盐分摄入量相对较多。特别是老年人，随着年龄的增长，肾脏功能下降，血管硬化，而且由于身体运动减少，多余的盐难以通过汗液排出，因此老年人要特别注意盐分的摄入量。

食盐敏感性高血压对心脏和血管的负担较大，与食盐非敏感性高血压相比，心脏病和脑血管疾病的发病风险约为其2倍以上。因此，即使通过减盐使血压下降，为了维持这一状态，也需要坚持持续减盐，将血压稳定在正常范围内。

此外，在高血压患者的饮食指导中，推荐积极摄取富含钾离子的食材。这是因为钾具有抑制肾脏对盐重吸收、促进盐通过尿液排出的作用。但是，在接受人工透析等肾功能有问题的情况下，不仅盐难以排出，钾也很难排出。因此，为了预防高钾血症，医生会采取限制钾摄取的措施，需要注意。关于盐的每日摄取量，日本高血压学会将男、女的目标值都设定为每天低于 6 克。

血压在一天中会发生复杂的变化，而且在高血压患者中，大约半数是早上血压升高的"清晨高血压"。这是为了起床，交感神经作用强度升高而发生的现象，虽然这是为了生活所需的血压上升，但对于老年人来说，却可能会产生致命的危险。

因为人类在睡眠中会出汗 300 ～ 500ml，所以起床前后的血液会因水分不足而变得黏稠。如果在这种状态下血压急剧上升，就存在血管破裂或堵塞的风险。临床实践证明：脑卒中和心肌梗死最可能在清晨发作，当然也可能引起轻度脑梗死。因此，一定要在早上测量血压，以掌握自己是否有清晨血压增高的情况。

另外，晚上为了进入睡眠状态，副交感神经会处于优势，因此血压通常会下降。但是，如果睡眠中血压没有下降，夜间出现收缩压超过 120mmHg、舒张压超过 80mmHg 的情况，就会被诊断为"夜间高血压"。这种类型的高血压有导致因脑血管和心脏血管破裂或堵塞而造成死亡的风险，通常是其他类型高血压的 3.69 倍，因此需要注意。

　　此外，精神压力也会导致血压上升。特别著名的例子是，在医疗机构测量血压时，往往会出现比自己在家测量更高的数值，即"白大衣高血压"，这个名词是因为医疗工作者经常穿着白大衣而产生的。这也是许多人能感受到的现象。与在医疗机构测量的"诊室血压"相比，自己在家测量的"家庭血压"通常会低于"诊室血压"5mmHg。

　　但是也有这种情况：在医疗机构中测量时血压正常，但在家中测量时，会出现比家庭血压标准更高的"假性高血压"类型。这是"清晨高血压"和"夜间高血压"的人容易出现的现象。为了发现真正的高血压，还是建议大家在家中测量血压。

如果刺激小腿肚子，血流就会变好，血管负担也会减轻，高血压亦会明显改善

我们在临床上常言："肥胖乃万病之源"。这对于血压而言亦是如此。因为肥胖者相较于瘦弱之人，体积更大，毛细血管数量更多，所以心脏输出的血液量随之增加，血管的负担也就变重。

此外，肥胖会导致内脏脂肪增加，脂肪细胞膨大，这也会对血压产生不良影响。由于膨大的脂肪细胞会使胰岛素功能降低，为了弥补这一缺陷，胰腺会促进胰岛素的分泌。然而，一旦血液中胰岛素过剩，肾脏的钠排泄功能就会下降。为了维持血液中钠的浓度，机体通过调节使水分进入血液，血液量增加，最终导致血压上升。

而且，肥胖会导致呼吸道变窄，从而在睡眠中增加呼吸道闭塞的风险，这会导致大脑无法获得充分的氧气供应。如此一来，交感神经会在夜间处于优势而使得人兴奋，从而导致血压上升。

为了阻止这种由肥胖带来的高血压负性连锁机制，在坚持均衡饮食的同时，搭配适度运动，采用能够燃烧脂肪的有氧运动可以减轻体重，这已被证明是有效的。

　　我们特别推荐的有氧运动是走路，也就是散步。散步无须准备特别的工具，眺望周围的景色也能够缓解精神压力，而且由于经常活动腿和脚，小腿肌肉自然能够得到锻炼，这一点与改善高血压的状态密切相关。

　　对于高血压的改善，小腿肌肉变得至关重要，这是因为由心脏输送到下半身的血液是通过下肢肌肉的收缩而返回心脏的。特别是小腿肌肉强大时，挤压回到心脏的静脉血的力量就会变得强大，因此小腿肌肉在临床上也被称为"第二心脏"。

　　与动脉相比，静脉由于血管柔软，血液流动的力量较弱，所以逆重力的下半身血液很难回到心脏，因此需要肌肉收缩的帮助。但是，随着汽车的普及和公共交通的发展，人们走路的机会大大减少，许多现代人的小腿肌肉开始衰弱、变得僵硬，以至于将血液返回心脏的力量也变弱了。

小腿的肌肉和血流结构

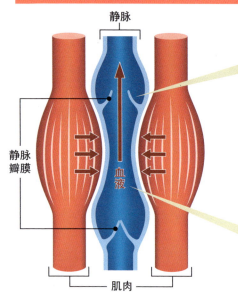

静脉

静脉瓣膜

肌肉

血液

由于静脉附有随着肌肉的收缩、松弛而开闭的被称为"静脉瓣"的静脉瓣膜，所以血液不会逆流。对于逆着重力流动的小腿静脉而言，这个瓣膜的作用尤为重要。

小腿的静脉（负责将血液输送回心脏的血管）借助小腿肌肉的收缩、松弛运动，从而使得血管内的血液能够克服重力向上返回心脏。

最有效的方法是通过拉伸运动和肌肉锻炼等方式重新锻炼衰弱的腿部肌肉，但如果难以确保锻炼的时间，那么在平时生活中，尽量增加走路的时间和机会会更好。例如，将乘坐自动扶梯改为步行下楼梯就有效果。但是，上楼梯容易引起血压升高，因此推荐上楼梯时使用自动扶梯，下楼梯时采取步行的方式。

在家中，根据本章介绍的"双小腿肚子砰砰拍打法"，给小腿带来刺激是非常适宜的活动。

虽然人们可能认为扭动身体或大腿能更好地锻炼肌肉，但实际上，拍打局部也能促进血液循环从而降低血压，因此也很有效果。

因为小腿的面积较大，一旦变得僵硬，为了缓解僵硬，就需要较大的握力进行揉搓，但仅仅通过揉搓并不能锻炼小腿肚子的肌肉，血流改善的效果也只是暂时的，因此需要每天持续进行。而且，如果揉搓的力量过强，反而会使小腿的血流变差，也会存在对毛细血管、神经、肌肉造成损害的风险，因此不太推荐这种做法。"双小腿肚子砰砰拍打法"的魅力在于，即使没有很大的揉搓握力，也能轻松达到锻炼效果。

人的血管会随着年龄的增长而衰退。对于非常纤细的毛细血管，其内侧的内皮细胞之间的缝隙会变宽，导致水分从那里渗出，使血流变得匮乏。最终，这些毛细血管会丧失功能。

但是，如果每天刺激小腿以改善血流，就可以预防血管内皮细胞的缝隙扩大，也能预防毛细血管数量的减少。也就是说，这将减轻其他毛细血管的负担，从而降低血压。

刺激血流1分钟

双小腿肚子砰砰拍打法

效果 通过放松僵硬的小腿肌肉，进一步适当刺激血管，促进血液流动。

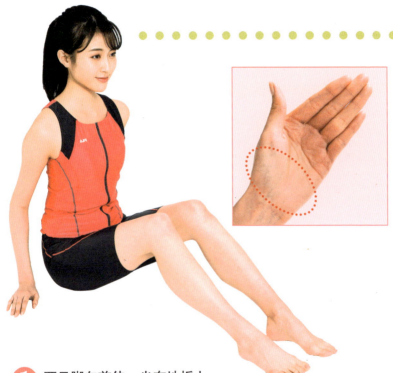

① 两只脚向前伸，坐在地板上。

② 为了让手掌根部到达小腿肚子，弯曲向前伸出的两条腿的膝盖约呈 90 度。

如果坐在地板上站起来很困难的话，坐在椅子上练习也没关系（参见第28页）。

此练习不适合下肢静脉曲张的人（参见第 29 页）。

拍打 10 秒

③ 使用手掌的根部，以感觉舒服的强度，从脚踝向膝盖"砰砰"地敲打小腿侧面。换另一侧重复这个练习。

砰砰
砰砰

重复6次动作为1组，**共1分钟**

每条腿以每次5组为标准进行

④ 用握拳的大拇指和食指蜷曲的一面，以舒适的强度，从脚踝向膝盖"砰砰"地敲打小腿肚子。换另一侧重复这个练习。

砰砰
砰砰

重复6次动作为1组，**共1分钟**

每条腿以每次3组为标准进行

拍打 10 秒

27

注意

腿部肌肉僵硬的人要先做热身运动。
拉伸跟腱吧！

由于运动不足而使腿部肌肉僵硬的情况，如果用拉伸跟腱的方式预先放松腿部肌肉，就容易获得"双小腿肚子砰砰拍打法"的效果。

左右腿各20次

脚后跟贴在地板上，跟腱就会伸长，但不要勉强，一直延伸到能伸长的地方就可以。

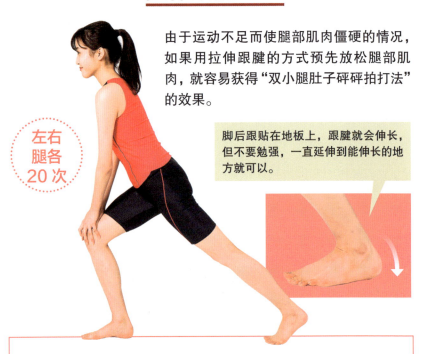

坐在椅子上做"双小腿肚子砰砰拍打法"的要点

像左边的图片一样将一条腿放在另一条腿上；或者把脚放在另一把椅子上（右图）。为了使血液流动不受重力影响，应避免让小腿的位置变低。

（左图）或→（右图）

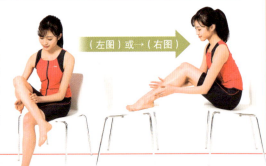

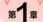

注意

有静脉曲张的人
握着毛巾降低血压吧！

有静脉曲张症状的人，静脉内可能有血栓。下肢有静脉曲张的情况，如果进行"双小腿肚子砰砰拍打法"，就有刺激血栓脱落导致血栓栓塞的风险，这种情况可以握着毛巾来降低血压。

毛巾握法

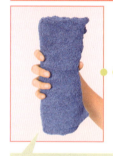 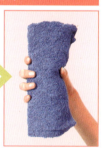

为了便于握住，把35厘米×75厘米的毛巾折叠成棒状。

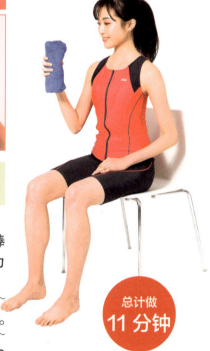

1 用左、右任何一只手握着折叠成棒状的毛巾，握住2分钟（不要用力握到拇指和其他手指粘在一起）。

2 放松握着的手的力量，休息1分钟。

3 将步骤**1**做4次，将步骤**2**做3次。另外，可以4次全部用相同的手握住，也可以用左、右手交替握住各做2次。

总计做
11分钟

29

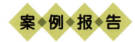

通过进行10天的"双小腿肚子砰砰拍打法"练习，收缩压和舒张压平均下降了5～10mmHg

临床上发现，对于因高血压接受治疗的人，小腿肚子肌肉僵硬的情况很常见。这是因为肌肉伸缩的机会（即活动腿的机会）变少，也就是运动不足。事实上，即使是同样的高血压患者，如果平时经常走路，小腿的肌肉也会很柔软。

小腿具有将下半身的血液向上半身推进回流心脏的功能，称为"肌肉泵作用"。这是由于肌肉收缩变粗的时候，会压迫静脉的血管，将血液向上推回心脏。但是，如果肌肉变得僵硬，即使活动小腿部的肌肉，肌肉也无法有效收缩，其结果就是导致血液循环变差。

另外，小腿部位汇集了众多淋巴管，在肌肉收缩的帮助下，流经其中的淋巴液会向上半身流动。因为这些淋巴管负责回收毛细血管不能完全回收的剩余水分（包含废物），所以如果"肌肉泵"不能很好地工作，淋巴液就会堆积在小腿上，于是肌肉便容易产生被称为"硬结"的疙瘩，在捏着这些"硬结"的时候就会感到疼痛。如果"硬结"持续保持原样，这些部位也会出现相应的不适状况。

"双小腿肚子砰砰拍打法"不仅能促进血液循环，还能缓解引起血流不畅的肌肉僵硬。实际上，有报告称，某高血压患者尝试了"双小腿肚子砰砰拍打法"10分钟后，一条小腿的体积合计相当于减少了320ml的淋巴液积存。血流改善，淋巴液的流动也会变好，这就是小腿的"硬结"和小腿浮肿得到改善的证据。

并且，在临床上，我们让多名高血压患者尝试进行10天、每天1次10分钟左右的"双小腿肚子砰砰拍打法"练习，结果发现，他们的收缩压和舒张压平均下降了5～10mmHg。特别有效的人，收缩压从145mmHg降到132mmHg，舒张压从75mmHg降到69mmHg。

当然，为了改善高血压症状，不仅可以采用"双小腿肚子砰砰拍打法"，饮食生活的改善和适度的运动等也是非常必要的。"双小腿肚子砰砰拍打法"与小腿揉搓不同，不需要很大的握力就可以做到，因此老年人也可以比较轻松地持续下去。

科学证明，有助于促进血液循环的食材——食醋和柠檬汁，具有降压的效果

在电视节目和杂志上经常有"降低血压的食品"的特辑。但是那些被报道的食品几乎都没有能降低血压的科学依据。严格来说，目前的证据只是那些经过动物实验的数据，有些虽然进行了人类临床试验，但由于受试者的数量很少，所以缺乏可靠性和科学性。

而这次通过科学验证，确认了食醋和柠檬汁具有降低血压的效果，并且在平时的饮食中容易摄取到。

大型食品制造商"Mitsukan（味滋康）"以血压较高的 64 名成年男女为对象进行了验证实验：与每天早上饮用乳酸代替与食醋风味相似的安慰剂饮料的小组相比，每天早上饮用含有 一大勺（约 15ml）食醋的饮料的小组里，血压下降的人更多。在持续 10 周的实验结束后，观察血压的平均下降率，饮用含有食醋的饮料的小组的收缩压下降了 6.5%，舒张压下降了 8%。实验结束后（停止饮用食醋后），血压再次上升，这进一步证明了食醋具有降低血压的效果。

<mark>食醋能降低血压的原因主要是其含有醋酸成分</mark>。醋酸进入人体后，促进了具有扩张血管作用的物质的分泌，血管扩张，则使血管的负荷减少，于是血压下降，其结果是血流也会增强。

因为食醋中一定含有醋酸，所以米醋、黑醋、谷物醋、巴萨米克醋（意大利摩德纳市著名的传统醋食品——译者注）、苹果醋等任何食醋都能起到降低血压的作用。因为醋酸耐热，所以用于加热烹调的料理中也没问题。此外，由于食醋本身就是调味料，因此吃生鱼片时作为酱油的替代品还有助于减盐。

另外，如果直接饮用食醋，可以用水或白开水稀释，这样就容易饮用了。特别是带有水果香味的苹果醋，稍微混合蜂蜜调味就能很好地接受。

从时间营养学的观点来看，根据摄取食醋的时间段不同，降低血压的效果也会有较大差异，最有效果的时间段因人而异。为了降低血压，可以每天观察摄取食醋的时间，以起床时为起点，将一天分成 7 个时间段，比较一下摄取食醋后的血压数值，然后确定适合自己的时间段。

①刚起床；②起床的 3 小时后；③起床的 6 小时后；④起床的

9 小时后；⑤起床的 12 小时后；⑥起床的 15 小时后；⑦睡觉前。

如果已经服用了降压药，也可以验证一下，在不改变服药时间的情况下，确定适合自己的饮醋时间段。

然后是柠檬汁。

柠檬因富含维生素 C 而闻名，据说自古以来经常吃柠檬的人血压通常都很低。其主要原因是柠檬的酸味具有突出咸味的作用，也就是说，把柠檬汁用在料理中自然会达到减盐的作用，血压也就很难上升了。

柠檬汁不仅有助于减盐，其本身也含有降低血压的成分。这是一种具有舒张血管作用的"柠檬黄酮"。对小白鼠进行的动物实验已经证实了柠檬汁具有降低血压的作用。并且通过让高血压患者每天早上喝一大勺（约 15 ml）柠檬汁（为了容易喝，是用水稀释了的柠檬汁）进行验证，调查柠檬汁对人类的高血压是否有降低的效果。

受试者开始实验一周前的收缩压平均值为 144.7mmHg，通过起床时开始喝柠檬汁，2 个月之后，收缩压平均值已经降为 136.1mmHg，平均降低了 8.6mmHg。在这个实验中，由于尿中的盐分摄入量没有发生变化，所以证明了不是通过减盐，而是服用柠檬汁起的作用，使血压下降了。

　　而且，在这个实验中使用的柠檬汁不是从柠檬果实中榨取出来的，而是市面上出售的瓶装柠檬汁，因此可以非常容易获得和方便进行尝试。

　　但是，与食醋的醋酸不同，柠檬黄酮对热的耐受性很弱，因此最好不要用温度高的热水稀释后饮用，也要避免将柠檬汁泼洒在热腾腾的料理上进食。

问题：日本综合体检学会的判定可靠吗？

答案 1993 年，世界卫生组织（WHO）与国际高血压学会（ISH）将"收缩压低于 140mmHg、舒张压低于 90mmHg"重新认定为血压正常值的新基准。

接受了这个新标准的日本高血压学会，也于 2014 年 4 月将 140/90mmHg 认定为正常血压的基准值。然而在公布仅仅两星期后，日本综合体检学会与健康保险工会联合会将低于 147/94mmHg 作为新的正常血压基准值发表了，这在当时的医学界引起了很大的混乱。

日本高血压学会认定的 140/90mmHg 的正常血压基准值，是依据心血管疾病的患病率和流行病学调查而确定的。日本综合体检学会的 147/94mmHg 的数值，是根据体检的受诊者计算得出的"被认为健康的人的血压分布范围"，这样对将来的心血管疾病的发病预测会变得更加困难。

实际上，在日本综合体检学会的新基准值中，很有可能包含了"要再检查"和"要治疗"的人，所以也曾经受到日本高血压学会的指正。现在日本综合体检学会将血压的基准值改为了下表中的数值，但由于仍然不是流行病学调查的结果，所以在测定血压时，最好参考 2019 年日本高血压学会修订的治疗指南的数值（见第 6 页）。并且，在这个指导方针中，作为预防高血压疾病的"降压目标"，75 岁以下的成人为 130/80mmHg，75 岁以上为 140/90mmHg（都是诊室血压）。

日本综合体检学会的血压基准值		
	基准范围*	有必要注意	异常
收缩压	129mmHg 以下	130～159mmHg	160mmHg 以上
舒张压	84mmHg 以下	85～99mmHg	100mmHg

*这是考虑到将来脑血管、心血管疾病发病可能性的基准范围。

问题：血压高容易引起头痛吗？

答案 常见的头痛一般被认为是脑部血管扩张压迫周围神经引起的。其原因包括肩颈酸痛、睡眠不足或睡眠过多、精神压力大、宿醉、周围环境温度急剧变化、气压变化等，而高血压与头痛的关系却鲜为人知。因为脑部具有保持血流正常的功能，所以在通常情况下，不会因高血压的影响而导致脑内血压上升，但高血压可能会引发危险的头痛。

例如，收缩压在 210mmHg 以上、舒张压在 120mmHg 以上的重症高血压患者，其大脑调节功能便无法正常工作；由于代谢异常，脑水肿的危险性升高，即大脑膨胀、体积增大，颅内压力增高（临床上称为"颅内压升高"）。

这种状况被称为"高血压性脑病"，代表性症状表现为呕吐和剧烈头痛，症状恶化时还会引起视觉障碍、肢体痉挛、意识障碍等，对心脏和肾脏等内脏器官有不良影响，所以必须加以注意。

高血压还会导致脑部血管老化，部分血管会破溃出血，还容易形成血栓。脑出血的情况下，出血量越多，颅骨内的颅内压就会越高，也会引起头痛。由于这是一种根据出血部位不同会造成不同肢体障碍甚至具有死亡风险的疾病，因此一旦高血压患者出现手脚麻木、舌头无法转动等先兆症状，应该及时就医。

脑部血管堵塞会导致脑细胞受损，如果出现脑梗死的情况，轻者可能不会伴有头痛症状，一旦病情加重，就会发生脑水肿，从而引起剧烈头痛。

另外，我们在第 124 页中详细解说了睡眠呼吸暂停综合征和高血压共同导致头痛的原因。睡眠呼吸暂停综合征会导致脑部血管扩张，致使颅内压上升。与普通头痛不同，高血压引起的头痛与重大疾病相关的风险度很高，因此被诊断为高血压的人千万不要轻信"高血压马上就会好"，一定要加以注意和预警。

还有很多可以科学降血压的食物

除了本章介绍的食醋和柠檬汁，下面的食物也具有降低血压的作用，且这也是被科学界认可的。

◆ **带涩皮的花生**

花生的红色涩皮富含具有抗氧化作用的 <mark>多酚</mark>，在预防血管老化的同时，还有降低血压的功效。而且花生本身含有的 <mark>饱和脂肪酸和不饱和脂肪酸比例均衡，适量食用能降低胆固醇水平，增强血管弹性</mark>。然而，由于花生热量高，吃多了易使身体发胖，因此摄入量标准是每个成年人每天 20 粒左右。另外，为了减盐，应选择无盐或干烤的花生。

◆ **纳豆**

大豆在纳豆菌发酵的过程中生成的 <mark>血栓溶解酶——纳豆激酶</mark>非常丰富，而且 <mark>大豆原料中含有的异黄酮（多酚的一种）能增强血管弹性</mark>。不过，纳豆激酶在 70℃ 以上就会失去效果，所以最好避免将纳豆浇在热腾腾的米饭上进食。另外，纳豆激酶的作用在饭后 4 小时才会显现，持续时间为 8 小时左右，因此 <mark>推荐晚餐进食纳豆</mark>，以期预防早上发作较多的心肌梗死、脑梗死。顺便提一下，显示纳豆激酶活性的单位为 "fu"，日本纳豆激酶协会推荐的成年人每日摄入量为 2000fu（即 1～2 包，每包 50 克的纳豆）。

◆ **味噌**

味噌汤曾经被认为是高血压病症的敌人，但最近的研究表明，<mark>味噌里所含的盐分比直接摄取同样量的盐更难以使血压升高</mark>。也就是说，与完全不喝味噌汤的人相比，一天喝 2 杯以上味噌汤的人患高血压的风险要低 18%。这是因为发酵大豆的米曲中含有促进肾脏排出盐的成分，而且和纳豆一样，大豆原料中含有异黄酮，因此也会使血管变得更有弹性。

第 2 章

纠正高血压体质的血液循环体操，采用"抬起脚后跟2秒"方法也能有效进行有氧运动

指导专家

埼玉医科大学
国际医疗中心教授
牧田茂

慢慢地抬高脚后跟 2 秒就能锻炼小腿，使血流变好

血液输送生命活动所需的氧气和营养以及回收代谢产物，是通过遍布全身的血管进行的。血液在血管内流动时对血管壁形成的侧压力就是血压。但是血压不是一成不变的，它会随着人的心理和身体状况而发生变化。

为了应对这种变化，年轻健康时的血管就像橡胶软管一样具有柔韧性。但是随着年龄的增长，血管和皮肤、骨骼一样会老化，血管壁开始变硬，血管内部的空间（血液通道的空间）也开始变窄，这种变化被称为动脉硬化。

发生动脉硬化的主要原因是血压持续高于基准血压。日本被称为"食盐敏感性"体质的人有很多，他们摄取过多的盐分会使血压上升、血管变硬，这样一来，作为防止有害物质进入血管的过滤器的内皮细胞就会受到伤害，从而加速了血管的硬化程度。

结果显示，患脑卒中、心肌梗死等危及生命的心、脑血管疾病的风险就会增加。

让动脉加速硬化的是高血脂和高血糖。因为坏的低密度脂蛋白

（LDL）可以在血管的内膜上形成斑块，使血管的内腔变窄，再加上蛋白质的氨基与糖的醛基之间自发糖基化反应生成的晚期糖基化终末产物（AGEs），斑块就会进一步生长。管腔进一步变得狭窄，便会引起血液循环变慢，于是血栓的形成更加容易。

高血压、高血脂、高血糖主要是由不健康的生活方式引起的，为了切断这种造成动脉硬化的恶性循环，患者不仅要服用药物，还要以减盐为核心，重新调整饮食结构和饮酒量，戒烟，保证充分的睡眠质量，加上适量的运动等，从根本上解决不健康的生活方式问题是不可或缺的。

例如，吸烟和高血压叠加在一起，使吸烟的人死于脑卒中或心脏病的风险比不吸烟的人高出约4倍。而且吸烟会使血液中有益的"好"胆固醇（高密度脂蛋白，HDL）减少，中性脂肪和LDL不断增加，造成体内脂类代谢异常加重，导致胰脏中分泌的胰岛素功效弱化，从而使血中的葡萄糖（血糖）升高。

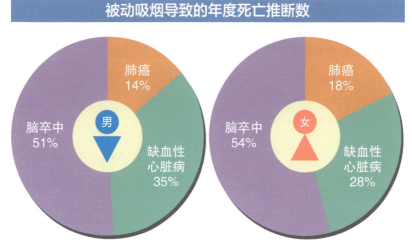

被动吸烟导致的年度死亡推断数

肺癌 14%
脑卒中 51%
男
缺血性心脏病 35%

肺癌 18%
脑卒中 54%
女
缺血性心脏病 28%

*参考2015年日本厚生劳动科学研究费补助金项目——循环系统疾病、糖尿病等生活方式病对策综合研究项目"控烟措施对健康和经济的综合影响评价研究"报告编写。

这种吸烟造成的危害，即使是被动吸烟也不会减轻。根据日本厚生劳动省的调查，估计**日本每年约有 1.5 万人死于被动吸烟引起的疾病**。健康促进法的修改以及在商铺和公共场所全面禁烟等预防被动吸烟的规则严格化，正是因为这个原因。但反过来说，这也意味着家庭吸烟次数可能增加了。

所以，不仅是为了自己，也为了家人、朋友等身边人的健康，吸烟者应当注意戒烟。

另外，**睡眠不足和睡眠质量下降会导致自主神经紊乱，从而影响各种激素的分泌，这会增加患高血压、高血脂和高血糖的风险**。例如，由于睡眠不足，抑制食欲的激素——瘦素会减少；相反，增

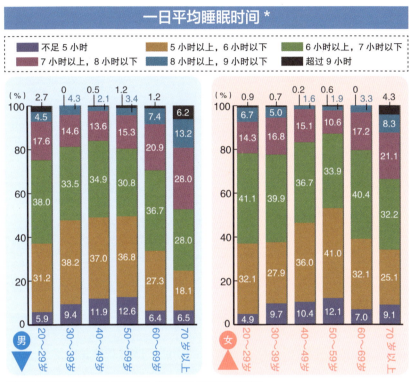

一日平均睡眠时间 *

- 不足 5 小时
- 5 小时以上，6 小时以下
- 6 小时以上，7 小时以下
- 7 小时以上，8 小时以下
- 8 小时以上，9 小时以下
- 超过 9 小时

*摘自日本厚生劳动省实施的"国民健康·营养调查"的结果概要的摘要。

进食欲的激素——饥饿素会增加。

在研究了白天感觉不困与睡眠时间长度的关系后，结果发现，具有 7 小时左右睡眠时间的人患生活方式病的风险较低，但每个人适合的睡眠时间不同。随着年龄的增长，即使是健康的人也会出现睡眠变浅的情况，所以在被窝里的时间有时不等于实际睡眠时间。

尤其重要的是，改善高血压最适宜的运动包括步行、慢跑、游

43

泳、骑自行车等，这些有氧运动对肌肉的负荷较轻，能长时间坚持，都很有效。因为这些运动能燃烧脂肪，所以证明了坚持下去将能够降低严重心血管系统并发症的发病风险。但是，正如所列举的运动形式所示，为了能够持续进行有氧运动，必须保证支撑身体的腿的健康。因此，推荐给大家一款简单锻炼下肢肌肉的"抬起脚后跟2秒"的运动方式。

如果坚持"抬起脚后跟2秒"的运动方式，小腿肌肉就会得到锻炼，即使连续走一段时间也不容易感觉疲劳，就会顺利坚持有氧运动。而且小腿肌肉因这种运动而不断伸缩，可以改善被称为"第二心脏"的小腿肌肉泵的运送血液的功能（即推动静脉血回流心脏的功能），从而改善血流，减轻心脏的负担，有助于改善高血压。

建议"抬起脚后跟2秒"的运动方式在白天（没有饱食的状态下）空闲的时间进行。作为力量训练，它的负担较轻，因此老年人也可以每天坚持。不过，用力屏气会使血压升高，因此要注意在运动时进行自然呼吸。另外，因高血压服用降压药的朋友，请在运动前咨询医生。

特别是通过"半蹲"的运动，也锻炼了大腿的肌肉，这样就能保证坚持有氧运动所需的腿部健康了。

小腿肌肉泵的输送作用机制

当小腿肌肉伸缩时，通过压缩静脉血管，使血液逆着重力向上流动。

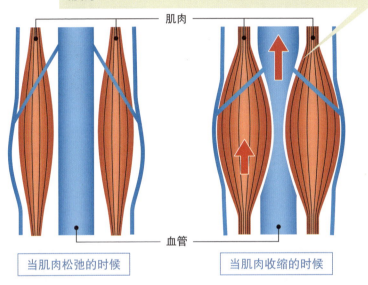

肌肉

血管

当肌肉松弛的时候　　　　当肌肉收缩的时候

另外，有氧运动的目标是微微出汗，如果平时完全没有运动习惯的人要开始进行步行锻炼，最理想的做法是从每天2km（20～30分钟）左右开始，然后逐渐延长跑步距离和时间。

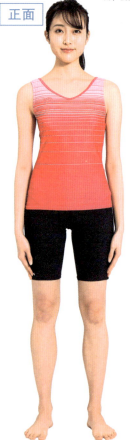

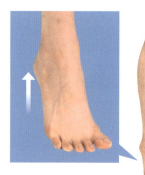

促进血液循环的1分钟体操
抬起脚后跟 2 秒

效果 可以使小腿肌肉松弛、收缩的锻炼，不仅能促进血液循环，还能预防小腿抽筋。

*这个运动包括在第 1 章介绍的"双小腿肚子砰砰拍打法"，如果在运动前先放松小腿肌肉，会更有效。

正面

侧面

花2秒抬起脚后跟

1 站立时，双脚间距与髋部同宽，挺直背部。

2 将重心放在脚尖上，花 2 秒慢慢抬起脚后跟。

3 保持抬起脚后跟的姿势 2 秒。

静止
2 秒

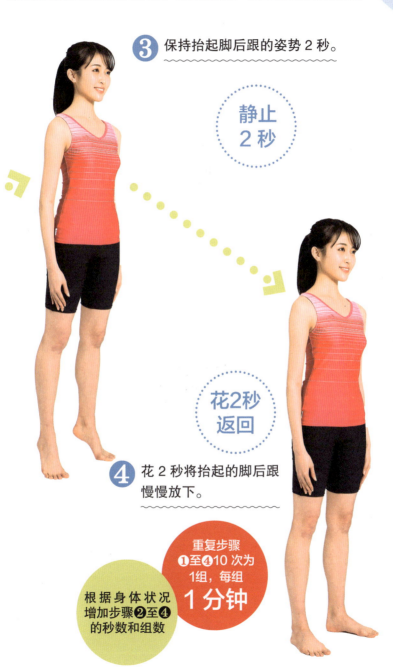

花2秒
返回

4 花 2 秒将抬起的脚后跟
慢慢放下。

重复步骤
1至**4**10 次为
1组，每组
1分钟

根据身体状况
增加步骤**2**至**4**
的秒数和组数

注意

如果你抬起脚后跟就会站立不稳

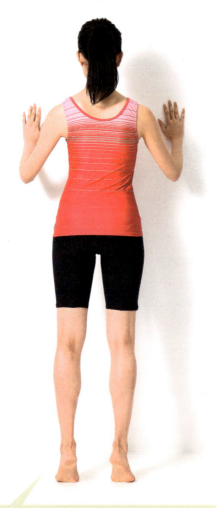

可以用扶手、墙壁、椅背等方便被抓住的东西作为支撑，然后抬起脚后跟。

注意

如果你不能把重心放在地板的脚趾上

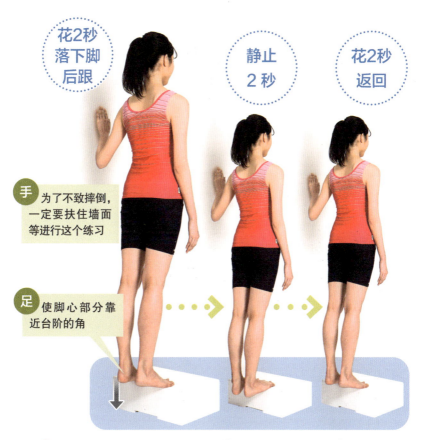

花2秒落下脚后跟

静止2秒

花2秒返回

手 为了不致摔倒，一定要扶住墙面等进行这个练习

足 使脚心部分靠近台阶的角

❶ 脚的前部放在踏板或台阶上，脚的后部悬空，慢慢地用2秒使脚后跟落下。

❷ 在台阶上保持脚后跟平稳落下的姿势2秒。

❸ 慢慢地花2秒将落下的脚后跟收回原处。

半蹲

效果 由于大腿肌肉得到了锻炼，机体代谢提高，脂肪更容易燃烧，从而有助于改善肥胖状况。

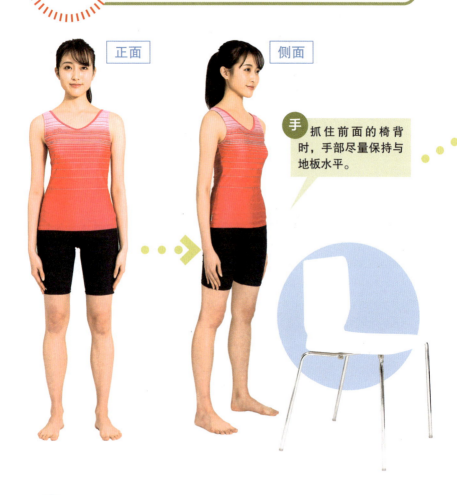

正面　侧面

手 抓住前面的椅背时，手部尽量保持与地板水平。

1 双脚与肩同宽，挺直背部站立。为了防止摔倒，可以抓住前面能抓住的东西（如椅背等）。

② 抓住椅背，慢慢地稍微蹲下 2 秒，不要弯曲背部。

下蹲
2秒

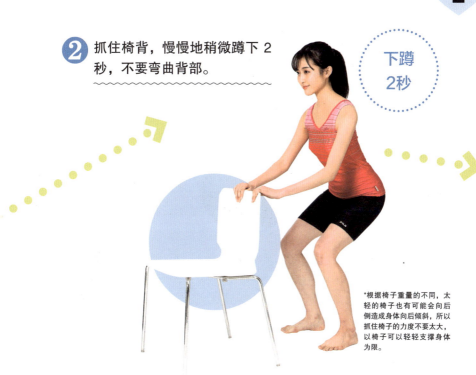

*根据椅子重量的不同，太轻的椅子也有可能会向后倒造成身体向后倾斜，所以抓住椅子的力度不要太大，以椅子可以轻轻支撑身体为限。

错误动作

下蹲时要弯曲膝盖，但要注意：不要让膝盖超过脚尖，否则很容易损伤膝盖。

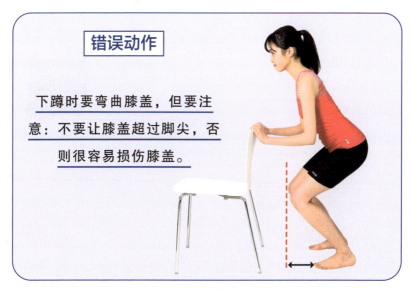

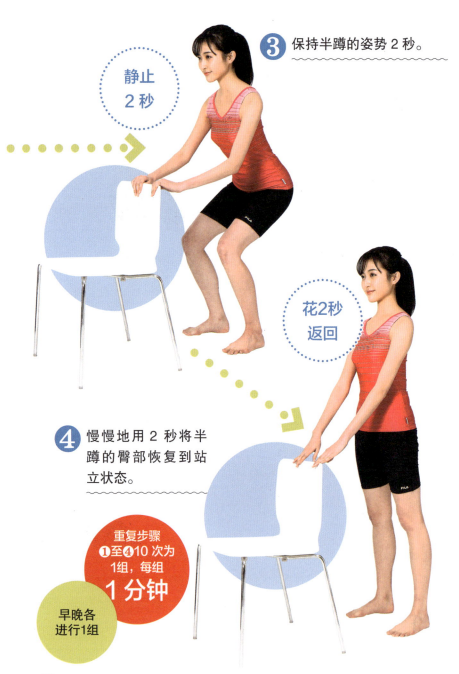

静止
2 秒

3 保持半蹲的姿势 2 秒。

花2秒
返回

4 慢慢地用 2 秒将半蹲的臀部恢复到站立状态。

重复步骤
1至**4**10 次为
1组，每组
1 分钟

早晚各
进行1组

52

注意

如果你担心会向后摔倒

1 如果你担心会向后摔倒，请提前将椅子放在即使半蹲不了也能坐稳的位置。

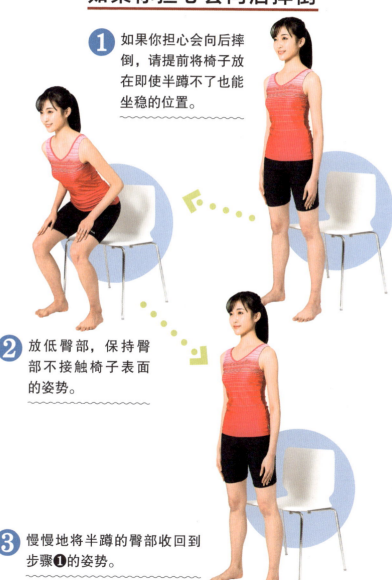

2 放低臀部，保持臀部不接触椅子表面的姿势。

3 慢慢地将半蹲的臀部收回到步骤❶的姿势。

改善高血压的重点部位：小腿

被称为"第二心脏"的小腿，有通过伸缩促进静脉血流的"腓肠肌"和"比目鱼肌"两块肌肉。

无论小腿的哪一块肌肉，都与走路时重要的跟腱相连，如果跟腱衰弱，脚踝就不能很好地活动，步行也会出现障碍，而且也容易引起"腿抽筋"。特别是老年人在睡觉时容易出现腿抽筋的现象，而睡眠会影响血压，为了保证不影响睡眠质量，所以不能放任小腿肌肉的衰弱。

另外，由于肌肉的爆发力，所以肌肉分为适合无氧运动的"快缩型肌纤维"和因为耐力很好而适合有氧运动的"慢缩型肌纤维"两种。"快缩型肌纤维"经过锻炼后肌纤维会变得粗大，而"慢缩型肌纤维"经过锻炼后肌纤维的粗细变化不大。前面介绍的腓肠肌，含有应对剧烈运动的快缩型肌纤维的比例较多；相反，比目鱼肌含有在维持姿势等方面发挥作用的慢缩型肌纤维的比例较多。

而构成小腿肌肉的腓肠肌和比目鱼肌，因为在锻炼时并不是只会锻炼一方，因此在这一章介绍的"抬起脚后跟2秒"中，如果能平衡锻炼好两块肌肉，即使走一段时间路，小腿也不会觉得累，同时也会降低跌倒的风险。

并且如果锻炼好小腿的肌肉，作为回收体内废物和多余水分的淋巴循环也会变得很好。

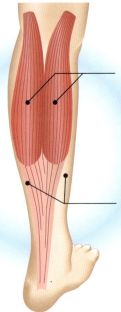

腓肠肌 由内侧腓肠肌和外侧腓肠肌两块肌肉组成。

比目鱼肌 是位于腓肠肌深面的肌肉。通过锻炼，即使持续站立或行走，小腿也不会感到疲劳。

第3章

使逐年变硬的血管变柔软，"让血管年轻化的1分钟体操"对预防可怕的脑卒中和动脉硬化非常有效

指导专家

自治医科大学名誉教授
岛田和幸

资料来源：『血圧サージに殺されない50の方法』島田和幸（自由国民社）、『内皮細胞が活性化する食習慣で一生切れない、詰まらない「強い血管」をつくる本』島田和幸（永岡書店）。

随着年龄的增长而硬化的血管在练习"让血管年轻化的1分钟体操"后会变得强而柔软,收缩压和舒张压都会下降

脑卒中和心肌梗死等循环系统的疾病,以前患者大多是 70 岁以上的老年人,不过,最近这些疾病成为 40 ~ 50 岁还处于工作状态的中青年突然致死的原因。

这是因为人们可以轻松地吃到热量很高的食物,并且随着汽车和公共交通的普及,现代人的运动量较以前锐减,开始过上了血管容易老化的生活。脑卒中和心肌梗死不仅是大脑和心脏等内脏器官的疾病,而且是由于心、脑血管产生问题而引起的疾病。

例如,心肌梗死是由于冠状动脉(向心肌输送氧气和营养成分的重要动脉)的内壁因老化、血栓而使管腔变得狭窄,血流被阻断,造成心肌缺血、心肌细胞死亡,最终导致患者死亡。

由于无法用眼睛观察到血管内壁的变化,而且这种变化平时不会出现明显的不协调感和疼痛等自觉症状,所以如果不努力改善,血管的老化就会加速。虽然是 40 岁左右的人,而血管的实际年龄是 70 岁左右,这种情况在现代也不那么少见。在日本厚生劳动省

实施的人口动态统计（2020 年）中，40 多岁的人的死因排第 3 位的就是包括心肌梗死在内的心血管疾病，死因排第 4 位的是包括脑卒中在内的脑血管疾病。即使合计所有年龄段的死亡人口，死因排第 2 位的也是心血管疾病，排第 4 位的是脑血管疾病。

为了降低心血管疾病和脑血管疾病的发病风险，如何尽量避免血管的老化呢？为了了解这一点，首先解说一下血管老化的过程。

为了能应对血压的变化，健康的血管具备像橡胶一样的柔韧性，但随着年龄的增长，其柔韧性也会消失。使之加速发生的是高血压、高血脂和高血糖。

具体来说，如果盐分摄取过多而导致高血压，承担血流冲击负荷的血管内壁就会变厚变硬，内皮细胞也容易受伤。这便形成了一种被称为"动脉硬化"的状态。这样血液里的异物就容易从血管的伤口缝隙进入血管内膜，内皮细胞就不能发挥过滤器的作用（即防止从血液中吸入有害物质）。

动脉硬化过程中的"血管老化"

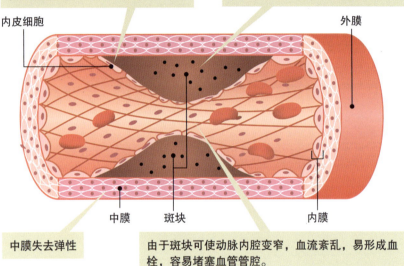

覆盖在内膜上的内皮细胞变得脆弱，易形成创口。

LDL 和 AGEs 在内膜上形成斑块。

内皮细胞

外膜

中膜　斑块　内膜

中膜失去弹性

由于斑块可使动脉内腔变窄，血流紊乱，易形成血栓，容易堵塞血管管腔。

通过受伤的内皮细胞进入血管壁的异物，是脂质异常的低密度脂蛋白，即"坏"胆固醇。动脉硬化初期病变出现的斑块（血管内壁上的隆起）就是由这种"坏"胆固醇进入内膜而形成的。

并且，在高血糖状态下，血液中产生的 AGEs 进入斑块，使得动脉硬化的状态越发恶化。

从 40 多岁开始因心脏病和脑血管疾病死亡的人数增多，是因为运动不足导致的肌肉衰弱，由此造成基础代谢下降。加上中年肥胖的普遍化，成为促进血管老化的主要原因之一。特别是女性，随

着年龄增长，女性激素分泌减少，身体脂肪容易堆积，所以更需要
注意。

动脉硬化状态恶化后，变厚变硬的血管壁容易破裂；巨大的斑
块使得血流变得越来越少且血流速度缓慢。如果这个斑块破裂，在
冠状动脉上形成血栓，使血管腔变窄或堵塞血管，就会引起脑梗死
和心肌梗死。

为避免发生这种情况，平时应当注意饮食结构，降低血液中的
LDL 值和血糖值自不必说，进行强化血管的血管护理也变得极为重要。
而且在这个时期，必须关注在血管内壁发挥过滤器作用的内皮细胞。

内皮细胞除了能起到避免从血液中摄取坏物质的过滤器作用，
还承担着将在第 4 章中详细说明的，为保持血管健康而产生一氧化
氮（NO）的作用，即一旦血管内皮细胞受刺激后就会产生一氧化
氮，该物质将扩散至血管平滑肌并使其舒张。

汽车尾气中也含有一氧化氮，而内皮细胞产生的一氧化氮具有
刺激血管壁、扩大血管内腔的作用。结果是使血压下降，血管负荷
降低。另外，如果一氧化氮被释放到血液中，血液就很难凝固，所
以很难形成血栓。因此，如果内皮细胞健康，血管也就能保持健康
和年轻。

覆盖在人体外侧的皮肤会以 28 天为周期进行新陈代谢，形成新的皮肤，内皮细胞也会定期进行更新。==也就是说，即使现在的内皮细胞处于破碎的状态，只要耐心进行血管护理，就可以使其再次发挥过滤器的作用==，阻止试图侵入血管内膜的 LDL 等有害物质，稳定已经形成的斑块，防止其进一步发展，恢复强度的内皮细胞也可以降低斑块破裂的风险，==而且血管本身也能在一定程度上恢复年轻和健康==。

为此，==①减少血压升高的因素；②减少伤害内皮细胞的因素；③调整血流变好的环境==，这样的血管护理尤为重要。

其中①和③，通过注意减盐和低脂饮食以及适度运动预防和消除肥胖就可以实现。为了实现②，就要控制吸烟和过度饮酒等，一边过着不积攒压力的生活，一边更要注意减少加速体内老化的"活性氧"。

其中最重要的是"适度运动"。通过微微出汗的轻微运动可以促进血液循环，使血液顺畅流动，对内皮细胞也有很好的刺激作用，使血管内皮细胞被活化，变得更强。

我们推荐给肌肉力量已经衰弱的老年人的运动是步行、提高柔韧性的拉伸运动、提高运动功能以及促进血液循环的肌肉力量训

血管老化程度的标准 *		
项目	红灯～黄灯	非常接近黄灯的绿灯
血压值	收缩压 140mmHg 或舒张压 90mmHg	收缩压 130 ～ 139mmHg 或舒张压 85 ～ 89mmHg
空腹血糖值	7mmol/L 或以上	6.1 ～ 6.9mmol/L
糖化血红蛋白（Hb A1c）	6.5% 以上	5.6% ～ 6.4%
低密度脂蛋白值	3.60mmol/L 以上	3.10 ～ 3.59mmol/L

*以各种检查项目的诊断标准值为标准。糖化血红蛋白（HbA1c）为国际标准值（NGSP）检测值。

练。我们将在这一章介绍适合增强血管功能的 "让血管年轻化的 1 分钟体操"。

另外，关于血管的老化程度，可以以血压为主，从 LDL 值和血糖值等健康诊断的血液检查数值方面进行一定程度的推测。具体来说，如上表所示的项目和数值就是显示血管老化程度的标准，因此在健康诊断中，出现红灯～黄灯的信号数值时就要格外注意了。

摆臂抬腿运动

效果 抬腿的同时手臂也大幅度活动，这样不仅能使肌肉伸缩，还能促进全身的血液循环。

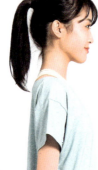

① 双脚间距与肩同宽，挺直背部站立。双手伸出的指尖贴在大腿两侧。

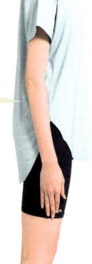

腰 要小心，因为过度挺胸会导致腰部弯曲。

胸 不要过度挺胸，尽量伸展背部。

注意

单腿站立出现摇晃时，要抓住扶手、椅背等再活动双腿。

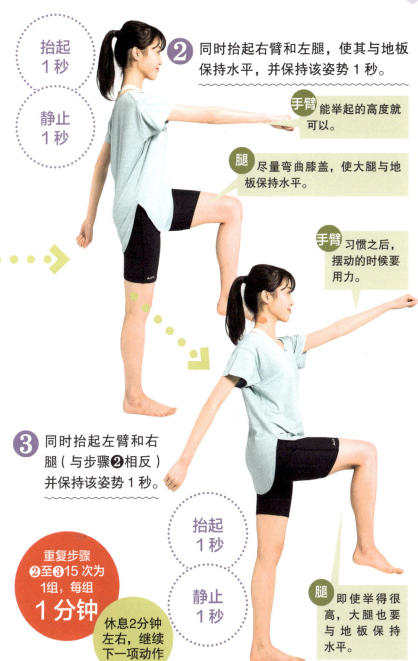

抬起
1秒

静止
1秒

2 同时抬起右臂和左腿，使其与地板保持水平，并保持该姿势1秒。

手臂 能举起的高度就可以。

腿 尽量弯曲膝盖，使大腿与地板保持水平。

手臂 习惯之后，摆动的时候要用力。

3 同时抬起左臂和右腿（与步骤**2**相反）并保持该姿势1秒。

抬起
1秒

静止
1秒

重复步骤
2至**3**15次为
1组，每组
1分钟

休息2分钟
左右，继续
下一项动作

腿 即使举得很高，大腿也要与地板保持水平。

简单的椅子下蹲

效果 通过锻炼大腿肌肉来提高基础代谢，还可以维持有氧运动所需的健康的腿部。

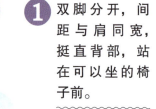

1 双脚分开，间距与肩同宽，挺直背部，站在可以坐的椅子前。

椅子 选择稳定的椅子。

注意

如果有可能失去平衡而摔倒，请抓住扶手、桌子或其他椅子的靠背。

脚尖 稍微向外。

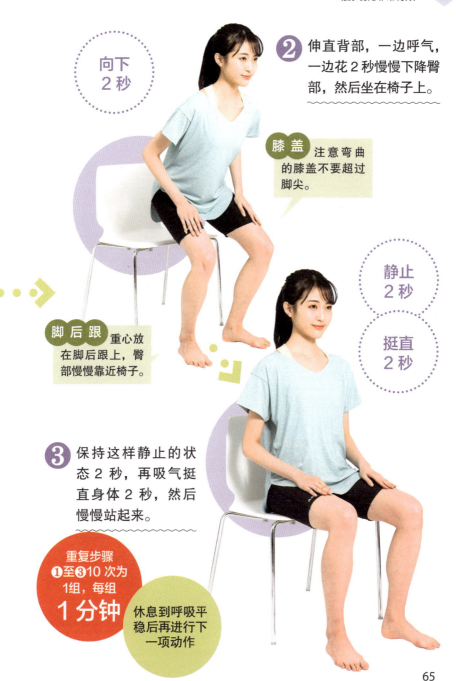

向下 2秒

② 伸直背部，一边呼气，一边花2秒慢慢下降臀部，然后坐在椅子上。

膝盖 注意弯曲的膝盖不要超过脚尖。

静止 2秒

挺直 2秒

脚后跟 重心放在脚后跟上，臀部慢慢靠近椅子。

③ 保持这样静止的状态2秒，再吸气挺直身体2秒，然后慢慢站起来。

重复步骤❶至❸10次为1组，每组 **1分钟**

休息到呼吸平稳后再进行下一项动作

65

抬腿运动 1 分钟

效果 可以锻炼腹肌和腰部肌肉，促进血液循环。为了抬起腿，大腿后面的肌肉也能得到锻炼。

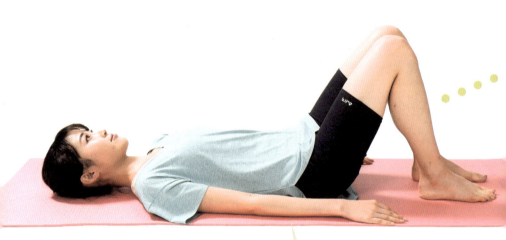

腰 地板和腰部之间会有空间，所以没有必要将身体压在地板上。

① 仰卧，双腿并膝。双手轻轻张开放在地板上。

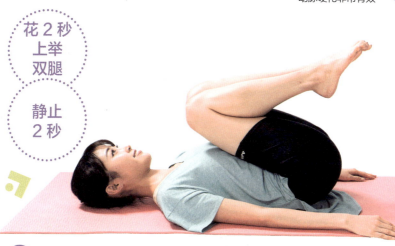

花 2 秒
上举
双腿

静止
2 秒

2 腹部用力的同时，花 2 秒慢慢将双腿向胸前拉，保持这个姿势 2 秒。

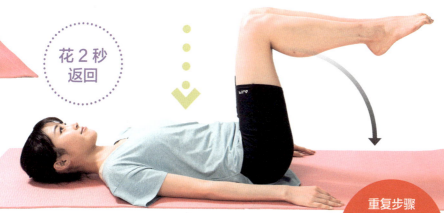

花 2 秒
返回

3 花 2 秒将双腿恢复到**❶**的状态。

重复步骤
❶至**❸**10 次为1
组，每组
1分钟

休息到呼吸平
稳后再进行下
一项动作

备注

如果你不能自己抬起腿

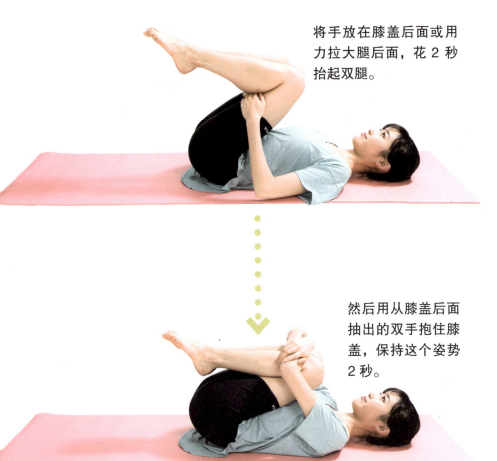

将手放在膝盖后面或用力拉大腿后面，花 2 秒抬起双腿。

然后用从膝盖后面抽出的双手抱住膝盖，保持这个姿势 2 秒。

注意

但是，如果你感到疼痛，就不需要一定将双腿压在胸前，只要将腿抬起到能够抬起的高度即可。

备注

如果你不能同时抬起双腿

1 仰卧，右腿伸直，弯曲的左腿在腹部用力的同时花 2 秒慢慢
地拉向胸部，维持这个姿势 2 秒。

注意

如果不能自己抬起腿，可以
用手助力抬起。

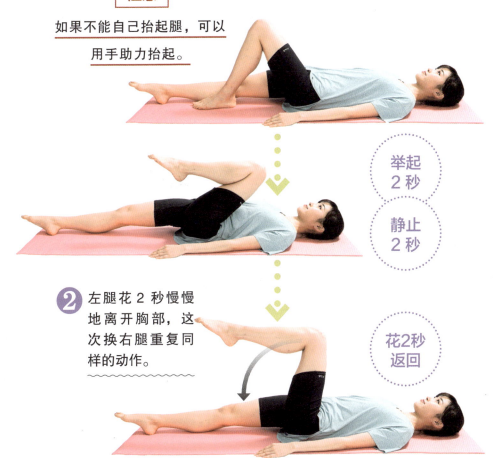

举起
2 秒

静止
2 秒

2 左腿花 2 秒慢慢
地离开胸部，这
次换右腿重复同
样的动作。

花2秒
返回

让血管年轻化的 1 分钟体操

仰泳

效果 这个动作将锻炼全身的肌肉，因此可以促进血液循环。

1 仰卧，身体从头到脚伸直。

腿 双腿并拢，但脚尖可以朝外。

手 双手轻轻张开，手掌朝下放在地板上。

注意

4 种让血管年轻化的 1 分钟体操，最理想的是按照书中介绍的顺序进行，没有时间的时候只进行一种自己喜欢的运动也可以。

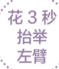

腿 腿与地板的角度在 30～45 度是最理想的。

花 3 秒
抬举
左臂

❷ 像画弧一样，左手慢慢地花 3 秒伸过头顶，同时右腿也花 3 秒抬起。

花 3 秒
慢慢
返回

❸ 慢慢地花 3 秒将左手和右腿恢复到步骤❶的状态。这次换右手和左脚重复步骤❷的动作。

重复步骤❷至❸
5 次为1组，每组
1分钟

根据身体情况进行
2～3 组

案●例●报●告

做4种"让血管年轻化的1分钟体操",使血压降至正常值,体重减少3kg,血糖值也由8.6mmol/L降至5.8mmol/L

伊藤太一先生(化名,67岁)从45岁起便被高血压、糖尿病、血脂异常所困扰。在体检的心电图检查中,他还被确诊了左心室肥大。这是由高血压引起的症状之一,意味着心脏搏出,供应全身血液的左心室心肌肥大。若高血压持续,心肌会代偿性地越来越肥大,从而导致左心室壁增厚,猝死的风险就会更高。因此,他虽然开始服药治疗,但即使服药7次,血压也是收缩压140mmHg、舒张压80mmHg,糖化血红蛋白为7.2%~9.0%,从表示血管老化程度的标准(见第61页)来看,这些绝对不是可以放心的数值。

因此,以退休为契机开始认真考虑晚年健康的伊藤先生,开始每天摄取富含维生素和抗氧化物质的蔬菜,适度饮酒,每天进行45分钟的步行等,努力改善不健康的生活方式。

然而，如果雨天外出就很麻烦，而且也会因有事不能确保每天
步行的时间。在那样的日子里他便不能进行户外步行运动，于是便
在室内开始进行"让血管年轻化的 1 分钟体操"来代替步行运动。

这样的生活持续了半年的结果是，==伊藤先生的体重减少了约==
==3kg，血压也从超过基准值的收缩压最高 144mmHg 下降到正常值==
==的 119mmHg；空腹血糖值也从 8.6mmol/L 下降到 5.8mmol/L，==高
血压和糖尿病的症状都得到了缓解。

与退休后时间自由的伊藤不同，对于在职工作的人来说，每天
确保步行运动的时间可能很难，但是在上班和下班时各步行 20 分
钟，一边增加走路的机会，一边用"让血管年轻化的 1 分钟体操"
来弥补不足就可以了。

伊藤先生的检查值变化

项目	以前	半年后
体重（kg）	81.6	78.5
血压（mmHg）	144／84	119／82
空腹血糖值（mmol/L）	8.6	5.8
糖化血红蛋白（%）	8.5	6.4
低密度脂蛋白（mmol/L）	3.13	2.79

问题：避免血压急剧上升的诀窍是什么？

答案 我们的日常生活中潜藏着很多使血压急剧上升的风险因素。在这里，我们介绍一些最具有代表性的因素。

◆ 精神压力

对于血压的稳定，自主神经的紊乱也是大敌。人们感到精神紧张的时候，交感神经会变得很强，于是血管收缩、血压上升。而且感受到压力时，由肾上腺产生的名为"儿茶酚胺"的激素还有使血液凝固的作用，容易形成血栓。因此，平时尽量不要积攒精神压力，在精神压力增加的时候找到适合自己的消除压力的方法是非常重要的。

◆ 温差

寒冷是血压升高的主要原因之一，特别是在冬季入浴时，从温暖的房间到室温较低的更衣室和浴室，由于更换衣服，在裸体的情况下身体急剧冷却，所以发生脑卒中和心肌梗死的风险就会增加。因此，冬天要尽量保持更衣室和浴室的温暖室温，而且从浴室出来后要尽快穿上衣服，不要感觉到温差的巨大变化。

另外，在一般的住宅中，厕所里经常是没有暖气的，与室内的温差也很大。坐在冰冷的马桶上，排便的时候会导致血压上升，所以要加以注意。

容易忽略的温差还有自来水。冬天的自来水水温下降，人体在感觉到冷的时候血压就会上升。因此，洗脸和洗手的时候要使用温水，淘米的时候不是用手而是用打蛋器等工具进行淘洗，这样的方法很重要。

◆ 不规则的饮食

不仅是高血压，作为有规律生活的一环，一日三餐尽可能规律地在同一时间进食是最理想的。这与自主神经维持机体的生物钟也有密切的关系。

特别是，如果不吃早饭，肠蠕动就很难发生，大便的排泄就会变得困难。而如果发生了便秘，肠内环境就会恶化，而且为了排泄而用力，血压就会上升。

另外，如果一顿饭没吃造成饥饿感严重，下一顿饭必然就会吃得超出正常饭量，这样就会造成血糖值的急剧上升，肥胖的风险会变高，血管的老化也会加剧，所以要注意饮食的规律性。

如果睡眠时胃中的食物没有消化完，副交感神经的作用就会变差，睡眠质量也会下降。因为正常的食物消化需要 3 小时左右，所以在睡觉前 3 小时不能吃完晚饭的情况下，就难以完成对食物的消化。

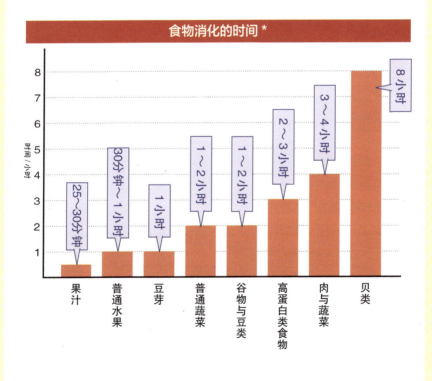

食物消化的时间 *

25～30分钟 — 果汁
30分钟～1小时 — 普通水果
1小时 — 豆芽
1～2小时 — 普通蔬菜
1～2小时 — 谷物与豆类
2～3小时 — 高蛋白类食物
3～4小时 — 肉与蔬菜
8小时 — 贝类

时间／小时

*根据笹尾晓美《用酶减肥的生食饮食！》制作。

问题：什么是有氧运动和无氧运动？

答案 所谓有氧运动，是指以有氧代谢提供运动中所需能量的运动方式。运动负荷与耗氧量呈线性关系。通过呼吸进入体内的氧气，可以消耗饮食中摄入的糖分、脂质及体内脂肪，因此可以说有氧运动是一种具有很好减肥效果的运动。

无氧运动是主要以无氧代谢提供运动中所需能量的运动方式。随着运动负荷的增大耗氧量不增加。其名字的由来是指消耗肌肉中的糖分时，不将氧气作为能量来源。与有氧运动不同，无氧运动可以说是具有很好的提高肌力和基础代谢效果的运动。

无氧运动也是容易使血压上升的运动，因此，为了打造强壮的血管，同时预防和改善高血压、脂质代谢异常、高血糖等，有氧运动更为适合。

但是，即使是有氧运动，如果持续到感觉"痛苦"的程度，反而会使血管内皮细胞的过滤器作用下降，所以有必要将运动量控制在微微出汗的程度。

另外，为了可持续地进行有氧运动，肌肉就变得很重要。有意识地摄取作为其材料的蛋白质也是必要的。人们对蛋白质＝肉和鱼的印象很深，虽然肉和鱼的蛋白质含量很高，但是同时也要摄取豆腐和纳豆等富含植物性蛋白质的大豆食品。

代表性的有氧运动	代表性的无氧运动
行走	游泳（激烈的）
慢跑	短跑
游泳（轻量级）	跑步
骑自行车（轻量级）	力量训练（俯卧撑等）

第4章

根据最新证据发现！高血压的"救世主"——增加"NO"，"让血管扩张的1分钟体操"

指导专家

东京女子医科大学教授
市原淳弘

资料来源：『食べ方、座り方、眠り方で下がる！ 血圧リセット術』市原淳弘（世界文化社）。

高血压的"救世主"？增加促进血液循环的血管扩张气体"NO"

你知道近年来作为血管"救世主"而备受瞩目的一氧化氮吗？

==NO 即一氧化氮。作为体内扩张血管的气体，它担负着降低血压的重要作用。==关于 NO 的效用，其研究成果获得了诺贝尔奖，也得到了证明。

NO 可以在体内的所有地方产生，为了让我们的身体正常发挥功能，NO 起着各种各样的作用。其作用大致可以分为以下 5 个。

❶ 扩张血管。

当血流变快的时候，血管内壁的内皮细胞受到被称为"剪切应力"（剪切和血液流动的力量）的刺激，于是产生了 NO。==NO 通过作用于血管中的平滑肌，缓和了血管的紧张度，于是血管扩张，血流顺畅，血压下降。==

❷ 调整血压、血流。

NO 通过抑制在血栓形成中起着很大作用、被叫作血小板的凝集，使血流顺畅，达到控制血压的作用。

❸ **传递信息。**

NO 在中枢神经系统从大脑到身体各个部位、再从身体各个部位到大脑的神经细胞间进行信息的传达。

❹ **提高免疫力。**

NO 可以调节免疫细胞活性，从而促进巨噬细胞的杀菌功能。

综上所述，NO 成为左右我们身体未来健康的重要物质。**特别是在血管中，产生更多的 NO 可以起到防止动脉硬化、降低血压，预防脑梗死和心肌梗死等与生命相关的疾病的作用**。

伴随着血管老化，在 40 岁左右时NO 的含量会减半！"让血管扩张的 1 分钟体操"可以增加NO 的含量，使血压下降

NO 是具有软化变硬了的血管、降低血压功能的气体。不过，随着血管老化，NO 的含量也会减少。

假设维持血压正常的 NO，其产生的量在 20 岁左右时是 100%，之后，如果不对血管进行任何护理，从 30 多岁开始动脉管腔内就会有脂肪堆积，血管的管腔也会一点点变窄，逐渐堆积的黏稠的脂肪残渣，会造成血液循环变差，而且在 40 岁左右的时候，NO 的量会减少到 20 岁左右时的一半。到 60 岁左右的时候，NO 的量就会下降到 20 岁左右时的 35%。这样动脉硬化就会变得严重，血压上升，导致患脑卒中和心肌梗死等疾病。

为了不变成那样的状态，只能重新审视和改善自己的运动方式、呼吸法、平时的生活状态、饮食的方法和种类等自己的生活方式，继续增加 NO 的产生量。反过来说，如果用心改善了血液循

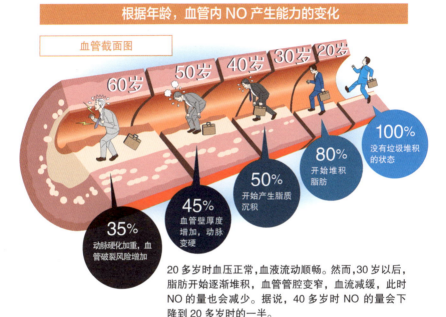

根据年龄，血管内 NO 产生能力的变化

血管截面图

60岁 50岁 40岁 30岁 20岁

100%
没有垃圾堆积的状态

80%
开始堆积脂肪

50%
开始产生脂质沉积

45%
血管壁厚度增加，动脉变硬

35%
动脉硬化加重，血管破裂风险增加

20多岁时血压正常，血液流动顺畅。然而，30岁以后，脂肪开始逐渐堆积，血管管腔变窄，血流减缓，此时NO 的量也会减少。据说，40 多岁时 NO 的量会下降到 20 多岁时的一半。

环，即使到了中老年，NO 的量也能不断地增加。

所以从现在开始，我们将介绍在每天的生活中需要进行的血压康复术。首先是促进血液循环和 NO 产出的要点，即"让血管扩张的 1 分钟体操"。然后介绍几个为了将对血管造成负担的盐分排出体外的饮食要点。我们将从这两方面开始康复血压。

重要的是，要在抓住诀窍后，在生活中不断地将这些诀窍习惯化。你不需要每天都做，从能做的时候开始一点点地持续下去，降低升高了的血压。

产生NO量最多的地方竟然是膝关节。如果进行膝关节的拉伸运动，全身的血管就会扩张，收缩压和舒张压都会正常化

为了有效降低血压，应该从什么开始呢？为了控制血压，血管需要保持柔软的伸缩性，为此，促进血液流动就变得非常重要。因此，为了促进血液流动，我们推荐任何人都能马上上手的运动方法——关节拉伸。

成年人有 206 块骨头，连接骨和骨的是关节。下巴、肩膀、手肘、手腕，还有膝盖、脚踝、手指等一共有 68 个关节。弯曲、伸展、转动这些关节，血液循环就会变好，血管扩张时就会产生 NO，使血压恢复正常。

其中，最有效的是膝关节的拉伸运动。膝关节是人体最大的关节，在站立、行走、坐等日常生活中具有非常重要的作用。

关节周围聚集了很多肌肉，其中肌肉量最多的是膝关节，只有做拉伸运动时，才能有更多肌肉参与。研究人员进行了如下实验：

从 1 分钟拉伸运动后的血流量比较 NO 的产生能力

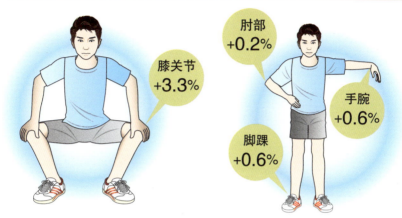

膝关节
+3.3%

肘部
+0.2%

手腕
+0.6%

脚踝
+0.6%

在进行全身拉伸运动 1 分钟后，测量膝关节、肘部、手腕和脚踝的血流量，证明肌肉聚集的膝关节产生 NO 的能力最强。

在进行了 1 分钟的拉伸运动后，对关节周围的血流量进行调查。结果发现：与同样做了拉伸运动的手腕、脚踝、肘部相比，膝关节的 NO 产生量是最多的。

另外，步行移动时的体重对膝关节的压力，是平时站立时的 4 倍；上下楼梯时膝关节则需要承受 5 倍体重的重量。实践证明，NO 能够预防和减轻中老年人最容易发生的变形性膝关节炎等引起的膝关节疼痛。如果膝关节疼痛，人们就会变得不愿意活动。所以通过膝关节的拉伸运动，在改善血液循环的同时，还可以产生 NO，从而达到预防和减轻膝关节疼痛的目的。

让血管扩张的 1 分钟体操

1 分钟膝关节拉伸

效果 通过活动膝关节肌肉，可以改善血液流动，产生 NO，降低血压的同时还可以预防膝关节疼痛。

坐着做膝关节拉伸运动

1 坐在椅子前部，伸出一条腿。

2 双手按住膝关节，慢慢伸展、下压膝关节。静止 20 秒后，回到步骤**1**的姿势。

静止
20秒

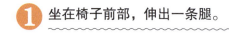

左右脚互换，重复步骤**1**至**2**为1组，每组
1 分钟

根据身体情况进行
2~3 组

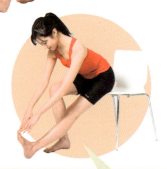

如果有能力，可以将双手伸到脚尖，则使膝关节后面进一步得到拉伸。

站着做膝关节拉伸运动

1 面向墙壁站好。

2 双腿前后分开，双膝微屈，双手向前伸出，接触墙壁。

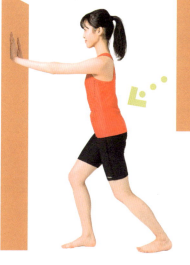

邮
电

静止
20秒

3 一边慢慢呼气，一边弯曲手臂，按住墙壁，同时拉伸后腿膝关节。静止 20 秒后回到步骤**1**的姿势。

左腿和右腿
互换，重复
步骤**1**至**3**为
1组，每组
1分钟

根据身体
状况进行
2～3 组

85

如果按摩肩膀、脖子的酸痛处，NO就会增加！血压调节中枢通过正常工作而抑制血压上升

你听说过"手机脖"这个词吗？由于计算机和智能手机的迅速普及，以及在办公桌前工作的时间增加等，如果人类长时间保持脖子前倾姿势，便会使本来应该是平缓呈曲线的颈椎变成笔直状态。据说 80% 以上的日本人是这种疾病的预备人群，长时间保持一种姿势看电视也是造成这种现代疾病的原因。

如果人的颈部骨骼持续保持这种不自然的状态，便会导致颈部和肩部肌肉疲劳，从而出现肩部疼痛、脖子僵硬等症状。此外，积累的疲劳物质会挤压血管，使血液循环变差。延髓有一个调节血压的中枢，但如果因肩膀僵硬使得颈部也变硬，那么血压调节中枢的血液循环就会变差，从而导致血压上升。

如果你每天都有颈部和肩部肌肉疼痛的烦恼，这也许就是血压升高的危险信号。因此，如果发现自己的脖子仍然持续向前倾斜，就请让操作计算机或智能手机的手休息一下，然后放松肩膀和脖子的紧张状态并恢复到原来较为松弛的状态。

颈椎曲度变直与正常颈椎的比较

颈椎曲度变直

正常颈椎

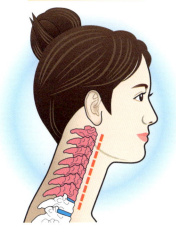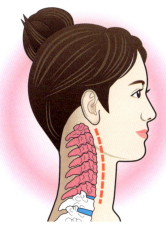

所谓颈椎曲度变直，是指由于长时间保持前倾姿势，颈椎原本具有的平缓曲线变得笔直的状态。这是长时间使用智能手机导致的，因此也被称为"手机脖"。

　　恢复肩膀和脖子松弛状态的方法是：首先，双手交叉在背后，双肩向后拉，一边呼气一边放下手臂，静止几秒。

　　然后左右交替慢慢转动脖子，并且前后各拉伸 10 秒。定期进行这个组合的活动，放松血压调节中枢的紧张。

　　另外，用 38 ～ 40℃的温水进行半身浴时做这些动作更有效。

让血管扩张的 1 分钟体操
1分钟肩颈拉伸

效果 通过缓解肩部、颈部积聚的酸痛，改善血压调节中枢的血液循环，可以预防高血压。

拉伸肩部

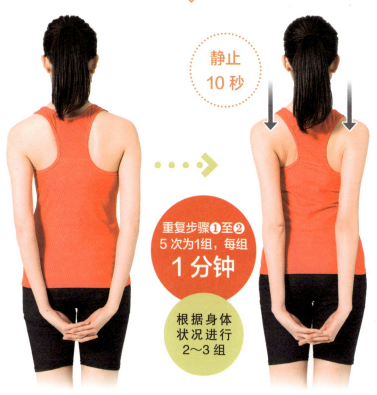

静止
10 秒

重复步骤❶至❷
5 次为1组，每组
1 分钟

根据身体
状况进行
2～3 组

① 双手交叉放在背后，拉伸肘部。

② 将双肩向后拉，尽力使肩胛骨靠在一起，呼气时放松手臂，然后静止 10 秒。

拉伸颈部

1 慢慢向右转动脖子，回到原来的位置后，再向左转动脖子。左右交替转动脖子5次。

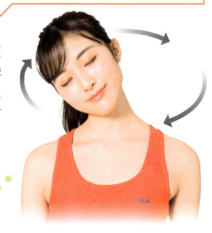

静止
10秒

2 抬起下巴，拉伸脖子的前侧。静止10秒。

3 低垂下巴，拉伸脖子的后侧。静止10秒。

静止
10秒

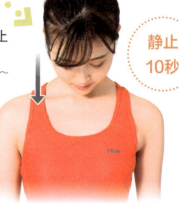

进行步骤**1**至**3**
为1组，每组
1分钟

根据身体
状况进行
2～3组

通过压迫和释放血管的刺激来增加 NO的产生，扩张血管的跪坐，是重新锻炼衰弱血管的非常有效的降压运动

现代生活中，由于椅子的普及，日常生活中跪坐的场面不多见了。偶尔试着跪坐，会怀念从脚底慢慢产生的火辣辣的感觉。因为一直跪坐着，所以脚会发麻，不能很痛快地从跪的地方站起来，而且还会出冷汗……我想很多人都有这样的经历。因为这种痛苦，所以很多人会对跪坐抱有"不擅长"的认识。确实，**长时间跪坐会使血液循环变差，但如果是短时间跪坐，将会成为有效降低血压的方法**，这一点还不太为人所知。因为那个时候最重要的是肢体会产生"麻痹"的感觉。

如果在弯折两膝，把臀部放在脚后跟上，将脊背伸直的状态下跪坐，1～3分钟后，双脚就会变得麻木，这是因为身体的重量会压迫神经，导致血液循环变差，因为血管这时也被压迫着。也就是说，**麻痹是对"血流变差"的反应**。

收到了这个麻痹信号，**如果改变跪坐的姿势，弯曲的膝关节重新伸展，被压迫的脚的动脉就会立即被打开，血液也会一下子冲出来。并且这个快速的血流速度将会刺激血管的内皮细胞，促进 NO 的产生。**

同时，弯折了的膝关节重新伸展的结果是，能高效促进血液循环，于是便能更多地促进 NO 的产生。如前所述，在活动关节的时候，特别是活动膝关节，动脉管腔里的血液将会变得容易流通。

在实际进行时，有一点需要注意——不要一直这样跪坐着。首先，跪坐持续 1 分钟，如果脚感到发麻，就慢慢站起来，原地踏步 30 秒，然后再跪坐 1 分钟。把这个 1 分钟跪坐、踏步 30 秒，再跪坐 1 分钟的组合作为一组，每次持续进行 3 组。

像这样跪坐，因为不占地方，而且一点儿时间就能完成，所以推荐作为一种在家里就可以简单进行的血压康复术。锻炼衰弱的血管，降低血压吧！另外，患有膝关节疾病的人，请不要勉强做这个运动。

让血管扩张的1分钟体操

1分钟跪坐

效果 通过暂时压迫和一下子释放腿部动脉，促进血液流动和产生 NO，可以预防高血压。

静止
1分钟

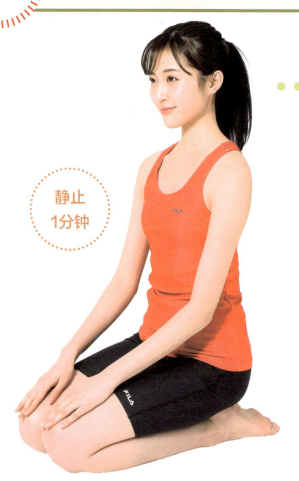

1 弯折膝盖，臀部坐在脚后跟上。静止 1 分钟。

② 慢慢站起来，原地踏步 30 秒。

原地踏步
30秒

静止
1分钟

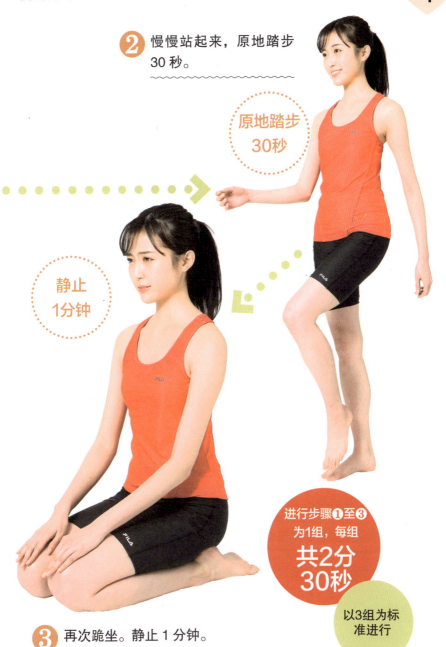

进行步骤❶至❸
为1组，每组
**共2分
30秒**

以3组为标
准进行

③ 再次跪坐。静止 1 分钟。

从体内排出盐分！
"排盐训练"预防高血压

在日常生活中，除了体操等运动外，饮食也是调整血压非常重要的方面。作为高血压的预防对策，考虑改善饮食生活状况的时候，首先应当提出的是"减盐"。

本来，正常人类的血液中含有 135 ～ 145mmol/L 的盐（钠）。负责调整并维持钠含量的器官是"肾脏"。但是，如果盐的摄取量增加，肾脏的盐调整功能就不能很好地发挥作用，一旦超过极限，血压就会急剧上升。具体来说，一天摄取 5 克盐分的人群的血压就是那些每天摄取盐分控制在 3 克以内的人的 3 倍。假如一碗拉面连汤都不剩地吃掉，摄入的盐分就会超过每天应当限制摄入的量。

当然，摄取同样量的盐，血压上升的人和不上升的人有着个体差异，不过，日本大多数人不论年龄、性别的差异，只要每日摄取 6 克以上的食盐，血压就会增高，这已经是不争的事实了。所以从这一点来说，首先就是有必要记住"盐分会使血压上升"。

话虽如此，但要说从明天开始突然进行减盐生活应该很难。最

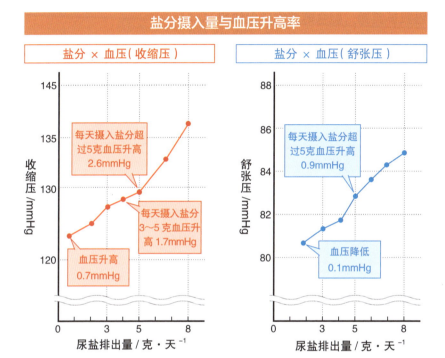

盐分摄入量与血压升高率

盐分 × 血压（收缩压）

每天摄入盐分超过5克血压升高 2.6mmHg

每天摄入盐分 3~5克血压升高 1.7mmHg

血压升高 0.7mmHg

收缩压 /mmHg

尿盐排出量 / 克·天$^{-1}$

盐分 × 血压（舒张压）

每天摄入盐分超过5克血压升高 0.9mmHg

血压降低 0.1mmHg

舒张压 /mmHg

尿盐排出量 / 克·天$^{-1}$

重要的是，我们平时就习惯了加入不少盐分的食物的味道，极端忍耐减少盐分的摄取，会带来很大的精神压力。因此，我们想提倡的是"**排盐训练**"。也就是说，从"忍耐盐分"转变为**"摄取盐分后再排出来"**的做法，即可以不勉强限制摄取盐分，致力于不提高血压的饮食生活。

95

脑卒中风险降低 21%！排盐能力最强的血管扩张矿物质是"钾"

这样一来，就不是勉强减少盐分的摄取量，而是通过促进盐分排出的食物和饮食组合"把盐排放出去"。基于这种转换了思维的饮食术，血压康复术也被称为"排盐训练"。

人如果摄取盐分多就会感觉口渴，虽然因口渴会喝很多水，但是每天从尿中排出的钠的量是固定的，所以不会排出多余的盐分，相反血容量会因水分增加而增加。血容量的增加会导致血压上升，脸等部位还会浮肿。最能发挥排盐作用的成分是钾。

钾在肾脏中可以调整水分和钠的平衡，抑制钠的重吸收，增加多余的钠从尿液中排出。关于钾的效用，有报告称，当体内残留 2.5 克以上钾时，与体内残留 1.9 克以下的钾相比，可以使血压下降约 4.4mmHg。另外，美国某大学对人体循环系统的研究表明，如果每天增加 1.6 克的钾摄取量，患脑卒中的概率会减少 21%。也就是说，钾具有排出多余的钠、防止血压升高引起其他疾病的作用。

生的蔬菜、水果、干豆类、红薯和土豆等根茎类、海带等海藻类中富含钾。食用加工食品较多的现代人，被指出有明显的钾摄入不足。据说目前钾的食用量与狩猎的原始时代相比，减少了 1/16。如果不是患有肾脏疾病的人，摄入钠的 2 倍量的钾是理想的。但是，因为钾是水溶性的，所以焯、烫、煮、炖、熬、煨等或用水浸泡，钾就会溶解析出，所以烹调食物的方法需要加以注意。可以生吃的东西尽量生吃，即保持原样地吃，不能生吃的食物可以蒸或者用微波炉加热，使用这两种方法烹调食物，钾的流出是最少的。如果是煮食物，煮出的汤汁也可以作为汤喝掉。另外，蔬菜的叶子和水果的皮中含有的钾成分也很多，所以把它们扔掉是非常可惜的。首先了解富含钾的食材有哪些，然后将适当的烹饪方法融入我们每天的饮食生活中吧！

排盐训练中常备的食材——菠菜、茄子、香蕉的效果怎么样

这里我们介绍几种在排盐训练中常备的食材。

首先，在众多的蔬菜中，我们特别推荐的是菠菜。菠菜中含有丰富的钾和硝酸盐（可以产生能使血管扩张的 NO）。关于菠菜的效用，有报告说它会使血管变得柔软，可以说，菠菜是抑制血压上升不可缺少的食材。但是，如上所述，如果将菠菜加热，效果就会下降，所以最好生吃菠菜。

接下来介绍的是茄子。茄子也是预防高血压的好食材之一。茄子中有一种氨基酸，即 γ–氨基丁酸（GABA），这一成分的含量非常大。GABA 被摄入体内，就会抑制使血管收缩的去甲肾上腺素的分泌，所以具有控制血压升高的作用。甚至有报告说，将茄子加热到 60℃，GABA 的生成量就会大大增加。也就是说，如果调高烹调温度，效果也会提高。另外，茄子中还含有抑制升高血压的交感神经活动的胆碱酯，其含量约为胡萝卜的 1000 倍。

水果中则推荐香蕉。一根中等大小的香蕉含有约 0.42 克的钾，其排盐能力很强。并且作为香蕉成分的多糖类·葡聚糖可以激活

具有排盐作用的常备食材

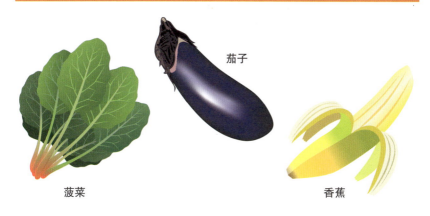

茄子

菠菜

香蕉

NO 的产出，以及具有调节免疫的功能。也有报告称，<mark>高血压患者在两周内每天吃两根香蕉，结果收缩压和舒张压都下降了。</mark>可以期待香蕉的降压效果。

喝牛奶的人与不喝牛奶的人收缩压相差 10mmHg。一天喝一杯牛奶可以扩张血管

正如我们之前介绍的，蔬菜和水果中含有丰富的钾，但是每顿饭要摄取这么大的量是很困难的。特别是经常在外面吃饭的人就更难了。但是请放心，钾也可以从饮料中摄取。最具代表性的饮料是牛奶。

我们对牛奶的印象最深的是，它可以"使骨头变结实"的饮品。但研究结果显示，经常喝牛奶的人和完全不喝牛奶的人，前者的收缩压比后者要低 10.4mmHg。

牛奶里含有丰富的营养素，如乳清蛋白和维生素 D。乳清蛋白起着抑制使血压上升的激素的作用，与牛奶中含有的矿物质的协同作用效果也很好，所以比起从其他食材中摄取有益的控制血压上升的成分，每天喝一杯牛奶更能预防高血压。这就是所谓的"乳品矩阵效应"。

而且最重要的是，从牛奶中可以摄取钾和钙，所以可以使牛奶成为排盐训练的强有力的伙伴。但是喝多了牛奶会导致肥胖，所以

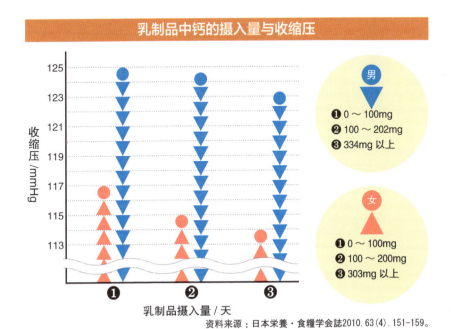

乳制品中钙的摄入量与收缩压

男
❶ 0 ～ 100mg
❷ 100 ～ 202mg
❸ 334mg 以上

女
❶ 0 ～ 100mg
❷ 100 ～ 200mg
❸ 303mg 以上

收缩压/mmHg

乳制品摄入量/天

资料来源：日本栄養・食糧学会誌2010.63（4）.151-159。

应尽量选择低糖和低脂的奶制品。

对于"不喜欢牛奶"的人，我们推荐同样含有钾的乳制品——

酸奶。最近的研究报告称，酸奶中含有的乳源三肽具有软化血管、

降低血压的作用，因此备受关注。

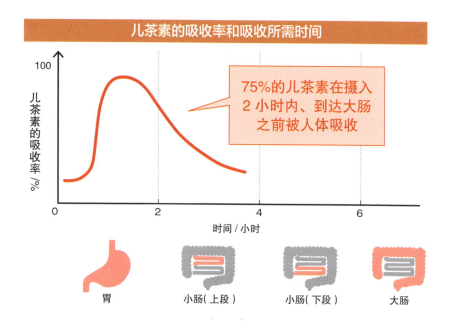

儿茶素的吸收率和吸收所需时间

75%的儿茶素在摄入2小时内、到达大肠之前被人体吸收

胃　　小肠（上段）　　小肠（下段）　　大肠

另外，预防高血压还推荐饮用<mark>绿茶</mark>。绿茶中含有的儿茶素，有利尿、预防高血压的作用，肉和饭的消化吸收大约需要 8 小时，与此相比，绿茶中的儿茶素摄入 1 ～ 2 小时后几乎就能吸收入血，所以能有效防止饭后血压上升。

另外，绿茶中含有的 GABA 成分有降血压的作用，研究结果显示，<mark>每天喝一杯（约 120 ml）以上绿茶的人，与没有喝绿茶习惯的人相比，患高血压的风险可以降低 46%</mark>。

以此为契机，养成饭后喝绿茶的习惯怎么样？

第5章

让退化的毛细血管复苏，
改善高血压的重要原因
"外周血管阻力"，

"Dr.根来式4-4-8呼吸法"

指导专家

哈佛大学医学院客座教授
根来秀行

资料来源：『ハーバード＆ソルボンヌ大学 Dr.根来の特別授業 病まないための細胞呼吸レッスン』根来秀行（集英社）、『ハーバード＆ソルボンヌ大学 根来教授の 超呼吸法』根来秀行（KADOKAWA）。

增加毛细血管，降低高血压的 "Dr.根来式4-4-8呼吸法"

遍布在身体里的血管，可以说是运送和回收各种物质的"体内道路"。动脉和静脉等粗大血管只占全身血管的1%，占全身血管99%的则是极细的毛细血管。

毛细血管向每个细胞输送氧气和营养，再回收二氧化碳和代谢废物等，它起着保持身体健康的重要作用。但是，随着年龄的增长，毛细血管从45岁开始逐渐减少，到了60岁左右时，与20岁相比，毛细血管就已经减少了40%。毛细血管中缠绕着"周细胞"，可以防止细胞内的钾离子外漏，并且可以修复受伤的血管。周细胞随着年龄的增长而变得松弛，由于血液中的离子向外渗出，会造成血流下降，不久就会成为有管腔但没有血液流动的"幽灵血管"。

毛细血管减少，就会使血管的阻力（血液流入末梢血管时受到的阻力）变大，从而使血液循环变差。而心脏为了弥补这一点，会用更大的力量输送血液，因此会导致血压上升。

但是，没有关系。这些毛细血管会在受伤的血管被修复的同时，还具有使中断了的毛细血管形成新的血管分支，即新血管（血管新生）的功能。也就是说，<mark>无论毛细血管到了哪个年龄段都可以自己再生。一旦毛细血管增加了，便不会使血流不足。而通过血流的上升，也能使没有幽灵化的血管复苏至正常。</mark>

毛细血管的血流量由自主神经进行调节，在交感神经（具有"机体活动的加速器"作用）占优势的情况下，血管就会收缩，血流量便会减少；而在副交感神经（具有"暂停休息"作用）占优势的情况下，血管就会松弛，血流量便会增加。总之，<mark>在交感神经占优势的状态下，会导致毛细血管收缩，血压上升。</mark>

自主神经是掌管血管和内脏活动功能的神经系统，不受我们的意志控制，为了保持身体功能的健全，自主神经每时每刻不间断地工作着。人体的胃、肠、心脏等器官不间断地工作，并且会根据身心状态使血压上升下降、身体出汗，这些都是自主神经在控制着。

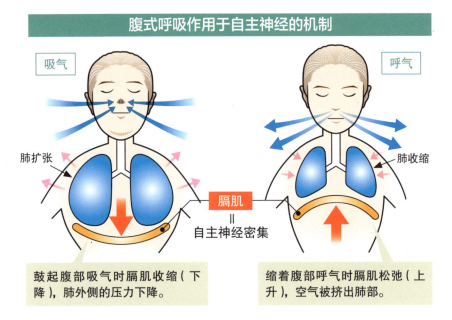

腹式呼吸作用于自主神经的机制

吸气

呼气

肺扩张

肺收缩

膈肌
=
自主神经密集

鼓起腹部吸气时膈肌收缩（下降），肺外侧的压力下降。

缩着腹部呼气时膈肌松弛（上升），空气被挤出肺部。

　　自主神经不能按照人体的意志活动，但是也有例外，那就是呼吸。为了维持生命绝对不可缺少的呼吸，为了不停滞地向体内的细胞传递氧气，呼吸也是由自主神经无意识地管理着，不过，呼吸也可以有意识地进行调整。也就是说，**通过控制呼吸，可以影响自主神经**。

　　通过呼吸来影响自主神经的活动，需要刺激膈肌。膈肌是指介于胸腹腔之间，圆顶形宽阔的构成胸腔底和腹腔顶的肌肉，其周边聚集着"自主神经传感器"。

　　在哈佛大学医学院，我用我开发的最新仪器验证了自主神经和呼吸的关系。根据这个研究，我们开发了有效打开副交感神经开关的几个呼吸法。其中之一就是这次介绍的"4-4-8呼吸"。一般的腹式呼吸，是为了让腹部膨胀，从鼻子慢慢地吸入空气，再从腹部"挤出"，从鼻子慢慢地吐气。**特别是要有意识地进行吐气。例如，如果吸的节奏是1，吐的节奏就是2，慢慢吐是重点。**如果反复而且长时间地进行吐气的腹式呼吸，膈肌就会大幅度移动，激活副交感神经。

　　另外，4-4-8呼吸的特点在于停止呼吸。停止呼吸可以适当提高血液中的二氧化碳浓度，容易对机体产生刺激，更多地向全身的细胞输送氧气。另外，副交感神经占据了优势，毛细血管扩张，进而促进了血液循环。促进毛细血管的血流，不仅有增加毛细血管松弛度从而降低血压的效果，同时也能提高肾脏的调节功能。

　　同时，4-4-8呼吸在感到紧张而睡不着觉的时候也非常有效。无论何时何地，不需要刻意准备就可以马上实践的4-4-8呼吸法，大家一定要去看看。

4-4-8呼吸法

效果 作用于自主神经，松弛毛细血管，促进血液流动，也消除了失眠和精神压力。

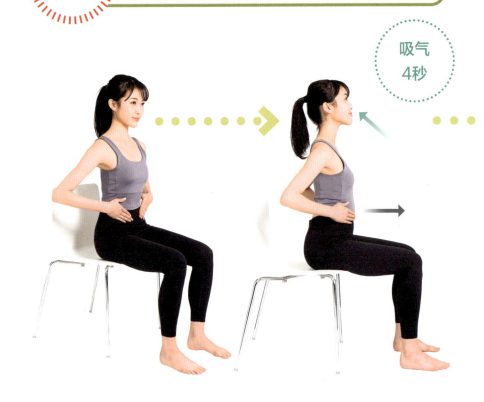

吸气 4秒

1 以轻松的姿势坐在椅子上，双手放在肚脐周围。

作为准备，先进行腹式呼吸2～3次，然后呼气。

2 一边鼓起肚子，一边用鼻子吸气4秒。

③ 屏住呼吸 4 秒。

静止
4秒

④ 就像从腹部呼气一样
用 8 秒的时间从鼻子
呼气。

吐气
8秒

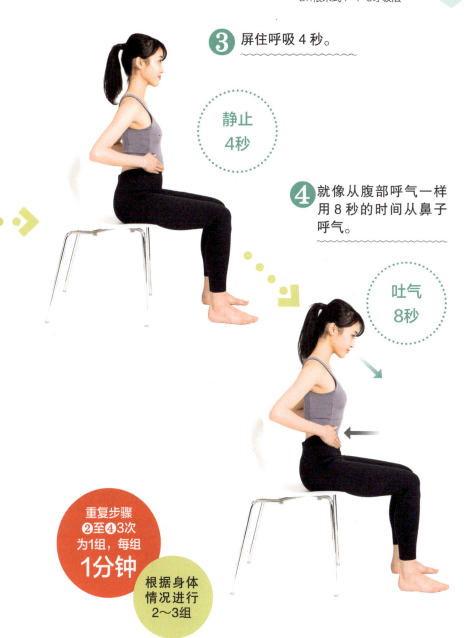

重复步骤
❷至**❹**3次
为1组，每组
1分钟

根据身体
情况进行
2～3组

案◆例◆报◆告

由于巨大的精神压力和失眠，造成降压药也无法抑制的高血压，在实施"4-4-8呼吸法"后血压稳定了，降压药的种类和用量都减少了

被诊断为高血压，开始用降压药进行治疗的新富康成（化名，58岁），虽然认真服用药物，注意重新审视并且改善自己的生活方式，但血压还是没有下降。而且即使增加了药物的种类和用量，症状也没有改善。于是新富先生因为没有其他疾病原因，接受了我的检查。

新富先生经营着一家公司，很多情况需要他很快做出严苛的判断，所以白天的精神压力很大，晚间的睡眠也不好。用我开发的自主神经测定设备进行测量后，我发现他的交感神经处于相当优势的状态，所以明白了他白天始终处于为经营的事情而焦虑的状态。这个自主神经测定设备，是一种通过测量心跳的变动，来测定自主神经功能是否平衡的设备。

因此，我对他提出了采用"4-4-8 呼吸法"进行治疗的建议。

首先，在他有强烈精神压力的白天，每隔 30 分钟至 1 小时进行 3 组 "4-4-8 呼吸法"，晚上在睡觉前再实施 3 组。

经过实施 4-4-8 呼吸法，新富先生的血压逐渐下降，<mark>当时 165～170/100mmHg 的血压，在 1 个月后就诊时的测定中，血压下降到 150/90mmHg 左右</mark>。之后新富先生在继续进行 "4-4-8 呼吸法"的同时，还采用了用于睡眠控制的 "10-20 呼吸法"（1 分钟只反复进行 2 次深呼吸的方法）和 "精神全能呼吸法"（一种醒目的冥想法）。在每个月就诊时，新富先生的血压始终保持在 140/90mmHg 左右。而且<mark>一年后，新富先生服用的降压药变成了一种，用量也减少了</mark>。

现在，新富先生以进一步降低血压为目标，继续进行 "4-4-8 呼吸法"。还有很多患者通过适当地将 "4-4-8 呼吸法"引入生活中，降低了血压，并且成功稳定了血压。

4-4-8 呼吸法最大的优点是随时随地、想起来就能马上做到。不管是在会议中，还是在上班途中的电车里，或是一边看着电视一边进行。呼吸是在 365 天里 24 小时不间断进行的行为，所以从无意识呼吸转向有意识呼吸，并正确地进行，应用在日常生活中，这样做的益处将是无法估量的。

大幅度移动膈肌，可提高"4-4-8呼吸法"的效果

大幅度移动膈肌的腹式呼吸，对于不习惯的人和平时呼吸较浅的人来说可能很难。最初的时候，请一边意识到膈肌有没有较大移动一边进行练习。

膈肌是身体内的肌肉，所以不能直接看到。但是可以通过周围皮肤、肌肉的动作来确认。轻轻地将手放在胸部下方，沿着肋骨的下缘慢慢往下摸。当你摸到肋骨的尽头时，尝试轻轻地向内按压，这时你可能会感觉到一种紧绷感或稍微有些奇怪的感觉，那就是膈肌所在的位置。

将手指放在肋骨的位置，首先吐气，接下来，像往肚子里吸气那样，大口大口吸气。这会给人一种勒紧了肚子的感觉，再大口地吐气。吸气的时候，手指会被推起，吐气的时候，手指又会陷入腹部，这说明膈肌可以好好地移动。

即使最初膈肌没有移动，你也会意识到并在持续几次的呼吸过程中抓住膈肌的移动。因为肺没有像心脏一样的肌肉（心肌，具有泵血的功能），所以膈肌的移动改变了胸廓的容积，肺就会间接地收缩、扩张，吸入空气、吐出空气。支撑这种运动的是以膈肌和肋间肌为中心的呼吸肌的作用。因为膈肌也是肌肉，通过深深的呼吸反复伸缩，膈肌就会得到锻炼，结果腹式呼吸就会变得轻松自如了。

另外，呼吸法是以鼻呼吸为基础的，如果是感到鼻呼吸困难的人，吐气的时候从口中吐气也是可以的。

"4-4-8呼吸法"无论什么时候都可以做，但是为了能将其融入生活，使之日常化，建议首先以上午3次、下午3次（每次90分钟左右的间隔）为目标进行实践，而且1次为3组。副交感神经占优势的情况下，也推荐在饭后和入浴后、睡觉前进行。睡前把照明关掉，或者使用间接照明，这样在放松的状态下进行会更有效果。

需要注意的是，过于想着"必须按时做呼吸法"，反而会感到进行呼吸法很有压力。由于这样会产生相反的效果，所以不要过于刻板地确定呼吸法的时间和次数，在不勉强的情况下进行这样的呼吸法是很重要的。

第6章

名医教导的"自主降压生活"，降低血压的24小时生活方式

指导专家

自治医科大学教授
苅尾七臣

资料来源：『名医が教える 高血圧 自力で下げる方法』監修 苅尾七臣（扶桑社）。

通过调节生活节奏，使自主神经正常工作，固定控制血压的变动模式

因为预防高血压的体操在自己家里也能够轻松地进行，所以这是一项可以推荐给大家的举措。

另外，本书第 4 章介绍的"排盐训练"也是在合理的减盐生活的基础上继续提出的新的饮食方式，与体操并存可以期待取得更大的效果。

但是，在制定控制高血压的对策时，**在运动和饮食方面下功夫之前，希望将全面重新审视和改善至今为止的不良生活方式作为"开始的一步"来努力。**

高血压的发病和恶化，本来的体质和出现老化现象等，这些主要原因也包含了单靠自己的力量无论如何也不能改善的因素。但是高血压应当与长年的生活习惯状态有着很大的关联。因此，在生活习惯（方式）中寻找到应该重新审视的要点并加以改善，并且在今后继续保持已经被改善的生活方式是非常重要的。需要改善的点有很多，包括运动、姿态、饮食、饮酒、吸烟、洗澡等，但**最应该优先改善的是调整生活节奏。**

　　血压是经常变动的,一般夜晚开始下降,夜间睡眠中最低,到第二天早上会一点点上升,起床的时候就会变得最高,呈现这样的自然图形(日内变动)。控制一天血压变化模式的是人体的**交感神经**和**副交感神经**。前者是将兴奋的刺激传递给全身各个器官的神经,反过来,后者是镇定兴奋、使身心放松的神经,它们合在一起被称为**自主神经**,通过这两个神经适当切换,便形成了早上至白天因交感神经占优势而血压上升,到了晚上因副交感神经占优势而血压下降的人体正常的血压模式。

　　也就是说,自主神经以自然的节奏(称为昼夜节律)变动,才是它所呈现的调整血压的重要功能。为此,人体生活的节奏必须尽可能地与之保持一致,这样血压调节才会正常。

生活节奏中应该重新审视的第一个要点就是睡眠。摆脱高血压体质的秘诀就在于有规律地起床与睡眠

在高血压的自我护理中，交感神经和副交感神经以适当的节奏切换是很重要的，为此，调整生活节奏是降血压最优先的事项。具体来说，最为理想的是按照以下流程度过每一天。

●早上

①在规定的时间起床（为了能悠闲地享受外出时间，就应当有更充裕的时间起床）；

②沐浴阳光；

③吃早饭（尽量每天都在规定的时间）；

●白天

④吃午饭（尽量每天都在规定的时间）；

⑤活动头部和身体（特别是午饭后活动身体）；

⑥不睡午觉；

● **夜晚**

⑦吃晚饭（尽量每天都在规定的时间）；

⑧就寝前 1 小时入浴；

⑨关上灯，在放松的状态下度过夜晚（避免操作智能手机和计算机）；

⑩不熬夜，尽量在 24 点前睡觉（睡足 7 小时以上）。

这样写、这样说虽然是非常简单的事情，但是在生活方式多样化的现代社会，持续遵守这样的节奏是一件很困难的事情。

突然改变一切生活习惯对谁来说都是很难的事情，所以**首先把应该重新审视的要点集中在"睡眠"上，从起床时间和睡觉时间着手**。特别是调整相当于①～③的早晨的生活节奏，在纠正人们快速冲浪般的生活节奏方面非常重要。

如果白天活动身体，晚上获得高质量的7小时睡眠，就可以降低高血压的发病风险

要尽量使起床、睡觉时间保持一定，而且从保持这个节奏开始。在此基础上，确保"**睡眠时间**"和提高"**睡眠质量**"非常重要。

首先是睡眠时间。为了不增加患高血压的风险，健康地度过每一天，**一个成年人每天的睡眠大约需要 7 小时**。在一项比较睡眠时间为 7 ~ 8 小时和 5 小时以下的人患高血压风险的研究中，得出了前者为 1，后者则上升到了 2.1 的结果。这说明如果睡眠时间减少，会增加患高血压风险。

其次是睡眠质量。如果回答"高质量的睡眠是什么状态？"这就是指从躺下睡觉到起床中途都不会醒。相反，半夜醒了好几次直到早晨醒来的，就是睡眠障碍，也是睡眠质量降低的主要原因。例如，**即使同样睡了 7 小时，连贯睡了 7 小时和分段睡了 7 小时，前者（即从躺下睡觉到起床中途都不会醒）的睡眠质量当然比后者的要好**。并且比较在 24 点前睡觉和在 24 点以后睡觉，前者的睡眠质量也会更好。

另外，白天要尽量活动身体，这对于提高睡眠质量非常重要。

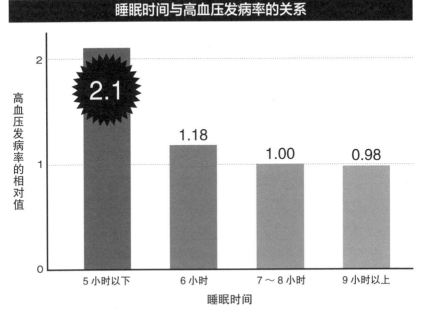

睡眠时间与高血压发病率的关系

注：指当前睡眠时间下高血压发病率与7～8小时睡眠时间下高血压发病率的比值。

资料来源：Gangwisch je,et al.Hypertension.2006;47:833–9より。

虽说是活动身体，但不是真正的运动也没关系。在日常生活中有意识地增加活动身体的机会是非常重要的。

在40℃的热水中放松身心！用正确的入浴习惯降低血压吧

让身心放松的入浴也能让睡眠变得更好，还会支持高质量的睡眠。但是，如果不养成正确的入浴习惯，也会产生血压上升的相反效果，所以需要注意。

首先要注意的是热水的温度设定和入浴时间。

关于热水的温度设定，据测算，如果泡在42℃以上的澡盆里，由于热水会刺激交感神经，使血压上升，所以42℃以下就比较好。**温润的水会刺激副交感神经，使血管扩张，血液循环变好，血压下降**。另外，关于入浴时间，长时间沐浴会给心脏造成负担，所以**10分钟左右是最好的**。

接下来需要注意的是不要产生急剧变化的室温差。

血压会根据季节发生变动，气温下降的冬季血压有上升的倾向，气温上升的夏季血压有下降的倾向。冬季在暖气和防寒措施不充分的情况下，循环系统疾病的死亡率很容易提高，所以需要注意寒冷和冷暖差的产生。这在洗澡的时候也是一样，因为房间的更衣

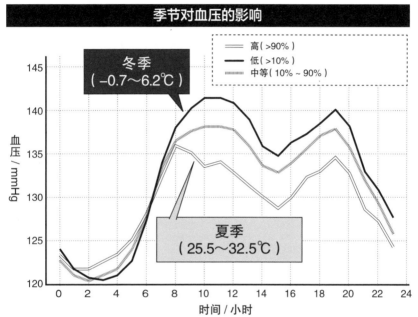

季节对血压的影响

图例：
- 高（>90%）
- 低（>10%）
- 中等（10%～90%）

冬季
（-0.7～6.2℃）

夏季
（25.5～32.5℃）

纵轴：血压/mmHg
横轴：时间/小时

资料来源：ABPM6,404名のデータより（Modesti PA, et al：Hypertension47：155-161, 2006より）。

室和浴室的暖气供热一般不太充分，所以和居室之间经常产生室温差，于是便常常发生引起血压急剧上升的症状。

冬季洗澡时，请将各房间的温度保持在18℃（老年人则为24℃）左右，并且要缩小每个房间的温差。另外，泡在澡盆里的时候，应当先给入浴者的身上浇10分钟的热水，以尽量减少身体对温度变化的不适应。

坚持适度饮酒，设置肝休息日。 避免血压升高，愉快地喝酒吧

酒能衬托出料理的味道，让吃饭时间更加愉快；也可以消除因工作和人际关系等产生的精神压力，让心情平静下来。但是，根据量和喝法的不同，如果饮酒不当，也有可能成为高血压的病因。

一般人会有这样的概念，即喝了酒后可能会使血压上升。但实际上酒精的作用会使血管扩张，所以饮酒后有几小时血压是下降的。但是，**在喝多了酒的情况下，第二天早上血压就会上升。每天重复，酒精的摄取量增加了，交感神经的兴奋状态就会持续下去，所以因饮酒而导致高血压的情况也不少**。并且饮酒除了会增加患脑卒中、心房颤动、睡眠呼吸暂停综合征等的风险，还会成为癌症的发病原因。

所以为了不升高血压，首先应该知道适合的饮酒量。根据日本高血压学会的报告，用乙醇换算，男性的饮酒量推荐限制在 1 天 20ml 以下，女性约为男性的一半，即 10ml 以下。

1 天 20ml 的量相当于中瓶的啤酒 1 瓶，如果是威士忌则是玻璃

酒杯的 1 杯，而葡萄酒是玻璃酒杯 2 杯左右的量。在遵守这个适量标准的基础上，请每周做 2 ～ 3 天的"肝休息日"(即不喝酒的日子)。

其次，在喝酒的方法上下功夫也很重要。虽然喝酒有下酒菜，但是咸而油腻的菜品，会大大增加肾脏的运转负担。多余的盐分会将水引入血管，使血容量增加，于是便会成为升高血压的原因。所以**在选择下酒菜的时候，要注意不要摄取能量高的食物和过重的盐分。**另外，与酒一起喝水，可以促进酒精排出体外，防止血压过快地上升。

还要注意，**饮酒后不要马上泡澡。**有报告称，因酒后血压下降过多，所以发生溺水死亡的危险性会大大提高。大量饮酒后可以淋浴，或者饮酒结束后隔一小时左右再洗澡。

还有一点，即睡觉前喝酒会使睡眠变浅，降低睡眠质量，所以**不推荐。**

问题：什么是睡眠呼吸暂停综合征?

答案　　睡眠呼吸暂停综合征（SAS）是指由气道阻塞等原因导致睡眠时频发呼吸暂停，非睡眠时表现为倦怠、工作效率下降的综合征。如果睡眠中平均每小时发生 5 次以上的呼吸暂停或微弱呼吸的情况，就可以被诊断为睡眠呼吸暂停综合征。**除了高血压，SAS 的患者患心肌梗死、脑卒中、心绞痛、心律失常、慢性心力衰竭、糖尿病等疾病的风险还会提高 2 ～ 4 倍，最坏的情况，也有导致在睡眠中心脏猝死的危险，所以需要加以注意。**

每次呼吸暂停，机体就会陷入缺氧状态。本来副交感神经应该占优势的夜间，交感神经受到了刺激，于是心跳次数增加。而且由于血压急剧上升，还会给心脏施加很大的负荷。

睡眠呼吸暂停综合征引起的高血压称为夜间高血压（夜间应该下降的血压不能充分下降），其特征是第二天早上在家测量血压时出现清晨高血压。

作为睡眠时呼吸暂停的症状，SAS 的患者白天会出现嗜睡和注意力下降、心情低落、疲劳感和倦怠感、半夜起床好几次等表现。但是，**睡眠中自己很难察觉，有时也因为家人注意到患者在睡眠中发出剧烈的鼾声，以及突然停止呼吸时被发现。** 从年龄上来说，SAS 特别容易发生于中老年人，而且主要是肥胖体形的人比较多。但是在日本人中，即使不肥胖，但是下颌短小，原本气道狭窄的人也有容易发生 SAS 的倾向。

睡眠呼吸暂停综合征被认为是使用降压药也难以调整的治疗抵抗性高血压最多的原因，据估计，仅日本目前就有 200 万～ 300 万 SAS 的患者。

我们在第 118 页介绍了睡眠质量的话题，睡眠呼吸暂停综合征患者的睡眠质量当然也会降低。因为**接受治疗也与高血压的改善有关，所以如果发现睡眠呼吸暂停综合征的症状，就不要放任不管，请一定要接受治疗。**

第7章

降压药什么时候吃？什么时候停？心血管内科的名医来回答！关于降压药的10点疑问

指导专家

自治医科大学教授
苅尾七臣

资料来源：『名医が教える 高血圧 自力で下げる方法』監修 苅尾七臣（扶桑社）。

问题1：什么时候需要服用降压药？

答案　降低血压的药（降压药）要在仅靠调整生活方式无法充分降低血压的情况下，根据医生的判断开具处方。实际有时医生会考虑每个患者的高血压程度、有无其他疾病、全身的状态等，再判断在哪个时机给予用药处方，其中的一个标准是用 3 个阶段表示心血管疾病发病的风险，如下表所示。

在符合这个表中"低风险""中等风险"的情况下，首先要确认在改善生活方式大约 1 个月后，血压是否得到了改善。如果血压没有得到充分改善，就要进行药物疗法（使用降压药治疗）。如果符合"高风险"的情况，除了改善生活方式，还将立即开始药物疗法。

先从少量服用降压药开始，一边确认药物是否有效和血压不会下降过快，一边根据效果增加药量和服用次数，同时谨慎地调整药物的种类。

降压药几乎没有严重的副作用，与其他疾病的治疗药相比，降压药也是副作用很少的药物。医生建议服用降压药时，不要过于担心，请开始服用。

根据诊室血压观察循环系统疾病发病的风险分层 *				
风险层	高值血压 130～139/ 80～89mmHg	Ⅰ度高血压 140～159/ 90～99mmHg	Ⅱ度高血压 160～179/ 100～109mmHg	Ⅲ度高血压 ≥180/≥110 mmHg
风险第一层 无预后影响因素（危险因素）	低风险	低风险	中风险	高风险
风险第二层 存在年龄（65岁以上）、男性、血脂异常、吸烟中的任一种	中风险	中风险	高风险	高风险
风险第三层 往往有心脑血管病史，有非瓣膜性心房颤动、糖尿病、蛋白尿的慢性肾脏病中的任一种。或者有第二层危险因素中3个以上的风险因素	高风险	高风险	高风险	高风险

*数值来源于日本高血压学会：高血压治疗指南，2019年发布。

问题2：降压药有哪些种类？

答案 现在，用于治疗高血压的降压药主要有5类。根据作用机制不同，分为"扩张血管的药物"和"减少血流量的药物"两大类。

血管扩张 钙通道阻滞剂

人体内的钙离子进入血管壁细胞内会使血管收缩，进而导致血压上升。钙通道阻滞剂是通过抑制钙离子的作用，以扩张血管的方式降低血压的一类药物。其降压效果显著，个体差异较小，在日本的处方量极高。

血管扩张 ARB（血管紧张素Ⅱ受体阻断药）

此药能够阻止具有使血压上升作用的激素"血管紧张素Ⅱ"被细胞吸收，从而防止血管收缩，降低血压。因其还具有保护心脏、肝脏等主要脏器的功效，故适用于患有心脏病、肝病、糖尿病等疾病的人群以及有脑卒中既往病史的患者。

血管扩张 ACE 抑制药（血管紧张素转换酶抑制剂）

这类药物的作用是阻碍制造"血管紧张素Ⅱ"的酶"ACE"发挥作用，进而防止血管收缩，降低血压。与 ARB 相同，它不仅具有降压作用，还对心脏和肝脏等主要脏器有保护作用。

减少血流量 利尿药

这类药物具有维持体内血液中"钠"浓度处于一定水平的作用。若摄入过多食盐，钠浓度会升高，血液会大量吸收水分，致使血容量（循环血量）增加，血压随之上升。利尿药作用于肝脏，可增加尿量，促进钠的排出，其结果是减少循环血量。这类降血压药物适合老年人以及盐分摄取量大的人。

减少血流量 β 受体阻滞剂

β 受体阻滞剂能够通过抑制中枢和周围的肾素 – 血管紧张素 – 醛固酮系统的激活，来抑制心肌收缩力、减慢心率，从而发挥降压作用。这类药物适合心率较快的中青年高血压患者或者合并有心绞痛、慢性心力衰竭的高血压患者。

问题3：我担心降压药的副作用，如果可能的话，我不想吃药。怎么办才好呢？

答案　　高血压治疗的最大目的是抑制循环系统疾病的发病，进而避免由此导致的死亡，也就是为了实现自身的"健康长寿"。通过对使用降压药的60余万人的数据进行研究分析，结果表明：血压降低10mmHg，脑卒中及心力衰竭的发病风险会下降约 25%，冠状动脉疾病（心脏病）的发病风险会下降约 15%，循环系统疾病的死亡风险会下降约 15%。

也就是说，与因担心药物副作用而不服用降压药所带来的不利情况相比，遵循医生指示好好服用降压药所获得的益处要大得多。如前文所述，降压药几乎没有严重的副作用，与其他疾病的治疗药物相比，副作用也很少。好好利用降压药这个"伙伴"降低血压吧。

问题4：使用降压药治疗有哪些注意事项？

答案　　使用降压药进行治疗通常是从少量服用一种降压药开始，同时观察药物的效果、有无副作用等情况。根据需要，医生会细致地调整药物的剂量和种类以及是否组合其他药物等。如此细致是为了更好地调整用药，请确保在预定的时间内回医院复诊，并坚持进行"家庭血压测定"，这对确认药物效果是不可缺少的。

需要注意的是，有时会出现药物"效果太好"，即血压下降过多。如果出现低血压症状，如"倦怠感""头晕"等，为确认其原因是否在于血压，若有可能，请当场测量血压。如果血压降得太低（收缩压在 100mmHg 左右），不要等待复诊日，应马上就诊。

另外，不仅是降压药，任何药物都可能影响肝脏功能，因此需要定期检查。按照医生的指示，定期接受血液检查吧！

问题5：只在血压高的时候吃药，血压低的时候可以不吃药吗？

答案　不可以，绝对不能根据自己的判断来调整服药的时机和剂量。

动脉硬化和循环系统疾病等的最大风险在于平常血压总是断断续续地升高。即使并非如此，早上和夜间等特定时间的血压也可能会增高。此外，血压的变动幅度大、急剧上升和急速下降等"血压的变动性"也会成为循环系统疾病发病的风险因素。

如果根据自己的判断停用降压药，那么在未服药的日子，第二天血压会大幅上升；而因为血压上升感到担心又再次服药，血压又会大幅下降。也就是说，自行决定服药或停药会使血压的变动进一步增大，从而对血管造成伤害。因此，不能凭借自己的判断间断性地服用药物。

问题6：忘记吃药的时候该怎么办？

答案　如果是一天一次在早上服用的降压药，当天不要忘记服用。如果发现忘记服药了，即使是晚上，也应在发现的时候立即服用。

对于一天两次在早上和晚上服用的降压药，如果早上忘记服用，在中午发现时应及时补上。如果到了晚上服用时间才发现早上未服药，那么只服用晚上的剂量即可。绝对不能一次服用两天的药量或者将早上和晚上的药量一起服用，因为这样会使血压下降过多，不仅会增加血压的变动，还容易出现低血压症状。

现在一天只服用一次的药物剂型增多了，但在多次服用的情况下，忙碌时也可能会不知不觉忘记服药。可以通过在身边设置提醒卡片或记号，如写上"测量血压时服用"，还可以使用手机等计时器、在日历上做记号、使用可以分成小片的药盒容器、随身携带备用药等方法，防止忘记服用。

问题7：服药后血压降到什么程度才放心？

答案　　高血压患者最为在意的是血压下降到什么程度（即血压达标）才放心。这个目标值会因年龄和有无并发症而不同，因此需要加以注意。作为达标的标准，没有特别并发症的 75 岁以下成年人的降压目标为诊室血压低于 130/80mmHg，而且不引起其他疾病的理想值（即最佳血压）应当是不到 120/80mmHg。如果能降到这个程度，可以说比较放心。

如果是 75 岁以上的老年人，由于发生直立性低血压（一站起来就会出现摇晃、头晕、晕厥）、饭后低血压（饭后血压过度下降）的频率比较高，以及需要注意降压引起的肾损伤，所以首先以诊室血压低于 140/90mmHg 为目标。如果高于这个标准，一定要在慎重观察的过程中，再慢慢降低血压。

问题8：开始吃降压药后，一生都停不掉吗？

答案　　不，不一定。按照医生的指示好好服药，同时，重新审视并持续改善自己的生活习惯，使血压下降到达目标值且长期稳定。在这种情况下，可以减少降压药的量和种类，甚至有些人可以完全停止服用降压药。然而，日本的现状是每 20 人中只有 1 人能完全停药，数量绝对不多。其中，有心脏病、肝病、糖尿病等并发症的人和重度高血压患者，可能一生都必须服用降压药。

虽然降低经过漫长岁月逐渐升高的血压并非易事，但只要将"减盐、减重、改善生活节奏"融入生活并使之日常化，就有可能达到让降压药"毕业"的标准之一，以力争实现低于 120/80mmHg 的血压目标并使之常态化，请好好坚持治疗。

问题9：使用仿制药没有问题吗？

答案 患者拿着处方去药房时，常常会被问到"要仿制药吗？"通常所说的"仿制药"是指与已经在市场上长期使用的"先开发出来的药品"含有相同有效成分的药，由于无须再投入研究开发、临床试验等费用，所以价格便宜，在所有医疗领域都被广泛利用。降压药也有仿制药，但是仿制药只要求与"先开发出来的药品"有相同的有效成分，对制造方法和有效成分以外的成分（添加物等）没有规定。因此，如果中途换成仿制药，需要在每天的家庭血压测量中确认血压是否下降后再服用，并且有必要注意是否发生前所未有的血压变动（忽高忽低等）。如果没有出现异常副作用且血压确实降下来了，那就没有问题。

问题10：吃降压药能治好高血压吗？

答案 在高血压的治疗中，相较于"用哪个药降压"，"实现降压"这件事本身具有更大意义。医生会为每位患者开具一种最安全、最适当且有降压效果的药。无论药的种类如何，按照医生的指示好好持续服用，稳定地降低血压很重要。但是很遗憾，降压药并非治疗高血压本身的药物。虽然可以抑制高血压，但如果停止服用降压药，血压基本又会慢慢上升。为了克服高血压本身，改善生活方式不可或缺。只有切实执行本书中介绍的对策，根据需要借助药物的力量，完全养成理想的生活方式的人，才能克服随着年龄增长而进展的高血压。

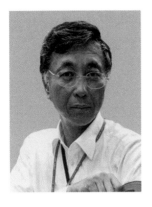

东京女子医科大学东医疗中心原教授
日本齿科大学医院内科临床教授

渡边尚彦 先生

1978年毕业于圣玛丽安娜医科大学医学部，1984年完成该大学研究生院博士课程；1995年赴美国担任明尼苏达大学时间生物学研究所客座副教授。从1987年8月开始，他连续佩戴便携式血压计，365天每天24小时测量血压，现在还在继续刷新连续佩戴纪录；为日本高血压学会专家，医学博士。

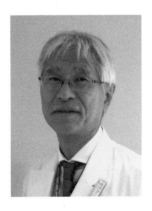

埼玉医科大学国际医疗中心
心脏康复科教授

牧田茂 先生

1983年毕业于新潟大学医学部，曾在西阵健康会堀川医院、医仁会武田综合医院工作，至现任职；作为京都大学医学部（第3内科）的研究生，他从事心脏康复的临床研究；为日本康复医学会康复科专家，日本心脏康复学会理事长。

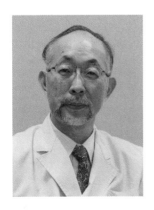

自治医科大学名誉教授
新小山市民医院理事长、医院院长

岛田和幸 先生

1973年毕业于东京大学医学部；曾在东京大学医院第3内科、美国塔夫茨大学、新英格兰医学中心、高知医科大学、自治医科大学担任讲师、教授和医院院长等职务，2013年起担任现职；医学博士；曾多次获得日本高血压学会荣誉奖等奖项，著有多部作品；为日本高血压学会名誉会员。

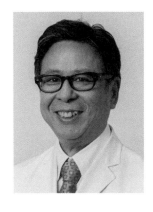

东京女子医科大学内分泌学讲座教授、
讲座主任

市原淳弘 先生

1986年毕业于庆应义塾大学医学部；1995年任美国
杜兰大学医学部生理学教研室研究员，1997年任杜兰
大学医学部生理学教研室讲师，2009年任庆应义塾大
学医学部抗衰老内分泌学讲座副教授，2011年起担任
现职；为日本高血压学会理事、日本妊娠高血压学会
副理事长。

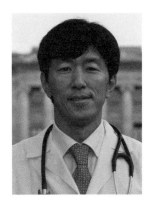

哈佛大学医学院客座教授
索邦大学医学院客座教授

根来秀行 先生

东京大学研究生院医学研究科内科学专业博士课程结
业；曾任东京大学医学部第二内科、肾脏内分泌内
科、保健中心讲师等，奈良县立医科大学医学部客座
教授，杏林大学医学部客座教授，事业构想研究生院
大学理事、教授；在国际上活跃于尖端的临床、研究
和医学教育领域；著有多部图书。

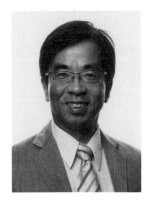

自治医科大学内科学讲座心血管内科学部教授
自治医科大学附属医院心血管中心主任

苅尾七臣 先生

1987年毕业于自治医科大学；曾任兵库县北淡町国民
健康保险北淡诊疗所、自治医科大学心血管内科学助
手，美国康奈尔大学医学部循环器官中心/洛克菲勒大
学客座调查员，哥伦比亚大学医学部客座教授，自治
医科大学内科学COE教授等，2009年起担任现职；为
日本高血压学会理事。